中国医学临床百家·病例精解

南昌大学第二附属医院
消化内科 病例精解

主　编　温志立　王芬芬

副主编　杜芳腾　黄年根　谢正元　章诺贝

编　委（按姓氏音序排列）

丁　浩　方素芬　黄晓梅　李　军　李金鹏　李腾政　李雪芹

罗　文　聂新华　沈　浩　陶　俐　汪　杨　文　艺　肖志华

谢如意　熊　恺　余琼芳　张　贝　张弘英　朱水山

科学技术文献出版社
SCIENTIFIC AND TECHNICAL DOCUMENTATION PRESS
·北京·

图书在版编目（CIP）数据

南昌大学第二附属医院消化内科病例精解 / 温志立，王芬芬主编. —北京：科学技术文献
出版社，2023.10

ISBN 978-7-5189-8786-3

Ⅰ.①南… Ⅱ.①温… ②王… Ⅲ.①消化系统疾病—病案 Ⅳ.① R57

中国版本图书馆 CIP 数据核字（2022）第 004045 号

南昌大学第二附属医院消化内科病例精解

策划编辑：胡 丹　　责任编辑：胡 丹　　责任校对：张吲哚　　责任出版：张志平

出 版 者	科学技术文献出版社
地 址	北京市复兴路15号　邮编 100038
编 务 部	(010) 58882938，58882087（传真）
发 行 部	(010) 58882868，58882870（传真）
邮 购 部	(010) 58882873
官 方 网 址	www.stdp.com.cn
发 行 者	科学技术文献出版社发行　全国各地新华书店经销
印 刷 者	北京地大彩印有限公司
版 次	2023 年 10 月第 1 版　2023 年 10 月第 1 次印刷
开 本	787×1092　1/16
字 数	120千
印 张	13.5
书 号	ISBN 978-7-5189-8786-3
定 价	128.00元

前　言

　　消化内科作为医学的重要分支之一，涉及人体消化系统的各种疾病，除了常见病外，还包含各种疑难、急危重及罕见病，涉及各类内镜及介入操作。年轻医师要成为一名医术精湛的消化内科医师，不仅要提高学科相关疾病的理论水平，更要深入临床实践、善于观察，尤其在疑难、急危重及罕见病方面的诊治需要日积月累、不断总结。阅读临床病例可以帮助青年医师快速提高临床诊治能力并获得启发。

　　南昌大学二附院消化内科是江西省重点临床专科、江西省医学会肝病学分会主委单位，江西省研究型医院消化分会、肝病分会、内镜分会主委单位，这里每天都有大量来自全省各地的患者求医，其中有很多少见病、难治病、危重病及罕见病患者。基于此，我们团队也积累了丰富的临床诊治经验和大量具有代表性的病例。为编撰好此书，我们团队从住院医师到主任医师同心合力，整理病例信息、总结临床经验、摘选文献复习……，深入浅出地为读者讲述疾病背后的故事，带读者领略医学的奥秘与温度。书中记录的每个病例都如发生在昨天一般,历历在目,鲜活而生动。

　　全书共分为肝脏、胆胰、胃肠3章，包含内镜下诊治新技术和消化介入手术病例、疑难危重及罕见疾病共24个精彩病例。相较市面常见的案例工具书籍，本书重点展现了我们团队在面对众多疑难杂症时的深度思考，我们不断寻求答案、探索机制、分

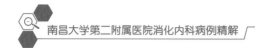
析病因、讨论方案并投入实践，最终留下了丰富的、宝贵的临床经验。在编写上，我们力求条理清晰、简明扼要，突出疾病诊断和治疗的重点、难点、疑点，并配有内镜、影像、病理和操作等图片，而循证依据则主要通过标注参考文献供读者查阅，以方便临床工作中使用和延伸阅读。

本书也是一本临床思辨的记录，能为医师诊断和治疗疾病提供线索。我们寄望于更多医师读者们能够从我科的经验总结中获得启发，不断提高临床的诊治水平。

因专业知识及撰写水平有限，书中难免有疏漏及不妥之处，望各位读者及同道批评指正，帮助我们进一步修正。

主编：温志立　王芬芬

2023 年 8 月 20 日

目　录

第一章　肝脏

001　TIPS 治疗继发性胆汁性肝硬化伴门静脉血栓

🗒 病历摘要

患者，女性，47 岁，因"发现肝硬化 7 年，反复呕血 3 年、再发 1 天"于 2018 年 10 月 15 日入院。

患者 7 年前在外院诊断肝硬化，近 3 年来反复出现呕血，多次于我院住院治疗并行腹部 CT 及电子胃镜检查，诊断为肝硬化伴食管静脉曲张破裂出血，多次行内镜下套扎止血治疗，近 3 个月来出血频繁加重，昨日再次呕血，约 50 mL，行急诊内镜检查，

1

见食管静脉重度曲张并多处套扎瘢痕形成，无法行套扎治疗。患者自起病以来精神、食欲及睡眠一般，出血期间大便黑，小便量减少，体重减轻约 5 kg。

胆石症 10 年。否认抽烟、嗜酒等不良嗜好；否认血吸虫疫水接触史。否认家族及遗传病史。

［入院查体］

体温 36.3 ℃，脉搏 82 次/分，呼吸 20 次/分，血压 98/52 mmHg。神志清楚，重度贫血貌，平车推入病房，肝病面容，可见肝掌、蜘蛛痣。腹部膨隆，未见腹壁静脉曲张，腹软，无压痛、反跳痛，移动性浊音（＋）。双下肢中度凹陷性水肿。

［辅助检查］

2018 年 8 月 13 日上腹部增强 CT（图 1-1）：肝硬化、脾大、门静脉高压并侧支循环开放、腹水；肝左叶胆管多发结石并肝内胆管扩张，胆管管壁增厚、稍毛糙，考虑炎性改变可能；右肾小囊肿。

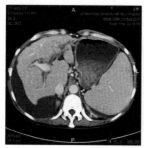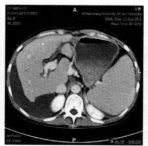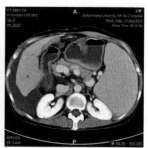

图 1-1　上腹部增强 CT（2018-08-13）

9 月 14 日胃镜（图 1-2）：食管 - 胃底静脉曲张（重度）。

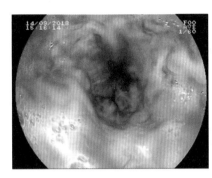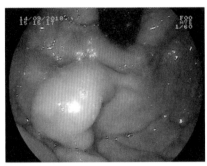

图 1-2　胃镜提示食管 - 胃底静脉曲张（2018-09-14）

　　10 月 16 日①血常规：红细胞 $2.59 \times 10^{12}/L$，白细胞 $2.71 \times 10^9/L$，血红蛋白 64 g/L，血小板 $33 \times 10^9/L$。②凝血功能：PT 14.2 秒，PTA 60%。③血生化：白蛋白 24.64 g/L，球蛋白 27.86 g/L，白球比 0.88，总胆红素 51.35 μmol/L，结合胆红素 20.51 μmol/L，谷丙转氨酶 38.08 U/L，谷草转氨酶 52.38 U/L，碱性磷酸酶 439.65 U/L，γ - 谷氨酰基转移酶 134.64 U/L。④胸部 + 上腹增强 CT（图 1-3）：双肺胸膜下少量渗出、实变；右侧胸膜增厚并钙化；双侧胸腔少量积液；心腔血液密度减低，符合贫血改变；肝硬化、胆囊炎、脾大、多发侧支循环开放；门静脉主干及右支铸型充盈缺损，左支显示不清，考虑血栓可能；左肝内胆管结石，左叶萎缩；腹膜及系膜炎性改变，腹水。

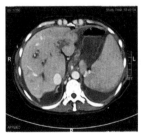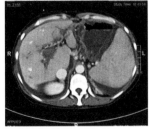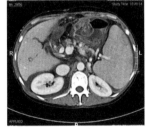

图 1-3　上腹部 CT 增强（2018-10-16）

　　10 月 17 日乙肝表面抗体阳性，其余阴性；输血四项、肿瘤四项正常。

10 月 19 日自身免疫肝病抗体阴性，铜蓝蛋白阴性，ANA 等阴性。粪便常规＋潜血：黄褐色，潜血（＋），尿常规无明显异常。

［入院诊断］

①继发性胆汁性肝硬化（失代偿期）；②食管 – 胃底静脉曲张破裂出血；③门静脉血栓。

［治疗方案］

行经颈静脉肝内门体分流术（transjugular intrahepatic portosystemic shunt，TIPS）治疗（图 1-4），联合抗凝治疗（口服华法林，监测凝血功能）。

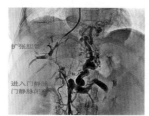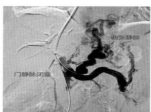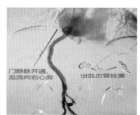

图 1-4　门静脉闭塞，行 TIPS 治疗后门静脉血流开通

［随访］

1 个月后随访，门静脉支架血流通畅（图 1-5，图 1-6），凝血功能提示在合理范围。长期随访中。

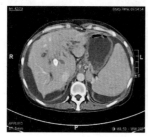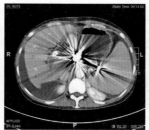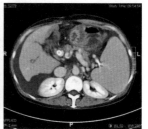

图 1-5　支架位置正常，曲张静脉丛栓塞弹簧圈栓塞

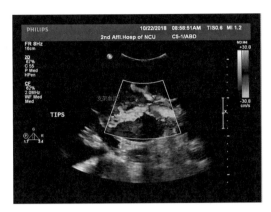

图 1-6 肝脏彩超，支架内血流通畅，血流速度 180 cm/s

病例分析

[胆汁性肝硬化及门静脉血栓]

胆汁性肝硬化分为原发性和继发性。继发性胆汁性肝硬化系胆道系统阻塞所致，多见于胆石症、胆道狭窄、胆道肿瘤、先天性胆道闭锁等。其为胆汁生成、分泌和排泄障碍，不能主动经胆管排至肠腔，在肝内淤积，反流入血，而引起一系列器质性损害、代谢失调和功能紊乱。早期无症状，仅表现为血清碱性磷酸酶、γ- 谷氨酰基转移酶升高，临床可表现为瘙痒、乏力、尿色加深和黄疸等，胆汁淤积本身也会进一步加重肝脏损害，进展成为肝硬化。肝硬化进展会进一步加重门静脉高压，导致门静脉回流受阻，进而形成侧支循环，如食管 - 胃底静脉曲张、直肠静脉曲张、脐静脉曲张等；曲张静脉受物理或化学损伤和黏膜面溃疡糜烂而破裂，引起急性大出血，如食管 - 胃底静脉曲张破裂出血（esophagogastric variceal bleeding，EVB）。而门静脉血栓（protal vein thrombosis，PVT）多继发于慢性肝病及肿瘤。研究显示肝硬

笔记

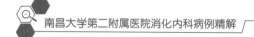

化代偿期 PVT 发生率可达 10%，肝硬化失代偿期 PVT 发生率可高达 25%。肝硬化 PVT 形成的相关因素有：①血流动力学异常；②血管内皮细胞损伤；③血液高凝状态。

[门静脉血栓治疗]

门静脉血栓治疗包括对非肝硬化门静脉血栓和肝硬化合并门静脉血栓的治疗。前者主要是凝血功能等异常引起，抗凝能达到治疗效果。后者主要是门静脉血流受阻引起，抗凝效果差，而且给静脉曲张出血的治疗带来困难，以下情况时主张行 TIPS 治疗：①急性或亚急性起病；②完全性血栓伴或不伴海绵样变性；③药物疗效差或有用药禁忌；④伴顽固性腹水或反复静脉曲张出血。

[经颈静脉肝内门体分流术]

经颈静脉肝内门体分流（transjugular intrahepatic portosystemic shunt，TIPS）治疗肝硬化门静脉高压已经有 30 多年的历史，随着支架技术及临床实践技术的发展日臻完善，且具有微创、安全、降低门静脉压力的确切优点。TIPS 的适应证从原来的肝硬化消化道出血的二级预防到近年来主张的早期 TIPS 治疗急性静脉曲张出血。因此 TIPS 可推荐用于治疗大部分肝硬化急性静脉曲张出血患者。此外，TIPS 能有效降低门静脉压力，可较好控制门静脉高压导致的顽固性腹水，改善患者预后。限盐和大剂量利尿剂治疗无效的肝硬化所致腹水及胸腔积液，可考虑行 TIPS 治疗。

温志立教授点评

本例患者为中年女性，因"肝硬化 7 年，反复呕血 3 年、再发1天"入院。影像检查提示肝硬化、脾大、门静脉高压并侧支循环开放、腹水；肝左叶胆管多发结石并肝内胆管扩张。血常规提示血细胞三系减少，肝功能提示轻度黄疸、低蛋白、转氨酶、碱性磷酸酶及 γ-谷氨酰基转移酶升高，病毒性肝炎、铜蓝蛋白及自身免疫性肝病相关检查均阴性。既往无长期酗酒，血吸虫疫水疫区接触史；近3年多次出现食管胃底静脉曲张破裂出血，并行数次 EVL 治疗。结合患者临床表现、既往史、内镜检查、影像及实验室检查，此次入院诊断"继发性胆汁性肝硬化（失代偿期），食管胃底静脉曲张破裂出血，门静脉血栓"明确，肝功能 Child-Pugh 分级为 B 级（9 分）。综合考虑，最适合该患者的治疗方案为 TIPS，在对其进行术前评估及手术方案制定后，实施了 TIPS，手术过程顺利，术后患者门静脉高压情况得到明显改善，出血控制。出院后，我们从饮食、用药及生活 3 个方面指导患者预防常见并发症（肝性脑病）的发生；随访 1 年中，患者病情一直稳定且未出现肝性脑病等并发症。

门静脉如人体内的"河流"，接受来自脾静脉、肠系膜上静脉、肠系膜下静脉、胃冠状静脉等血管的血液，肝硬化导致门静脉高压，就如河道堵塞，血流缓慢甚至逆行。长此以往，就容易发生上消化道出血及腹水。洪水来时有很多防洪措施，其中精髓就是疏堵结合，同理，要解决门静脉高压的最优方法也是疏堵结合。TIPS 就是在肝实质内肝静脉与门静脉之间建立起人工分流通道，直接分流部分血液至腔静脉，从而降低门静脉压力，又能堵掉胃冠状静脉等"犯罪"血管，减轻或消除门静脉高压所致的食管静脉曲张破裂出血、腹水等症状。

笔记

目前多数医师和患者已经认可了 TIPS 对门静脉高压的治疗效果。临床操作中，当患者经肝静脉穿刺门静脉困难时，我们可预先在门静脉留置球囊并注入造影剂作为标记，或在超声引导下穿刺门静脉左支、置入球囊，从而提高穿刺的成功率。近几年，TIPS 器械不断升级，我们于 2022 年 7 月在省内率先使用新一代可控直径 TIPS 支架系统进行 TIPS 术，标志着我省及我院门静脉高压介入治疗进入了全新的"可控"时代！我们的技术也在不断进步，术后并发症发生率显著降低，并在省内率先进行 TIPS 的升级版—直接性门腔分流术（DIPS），该术式手术难度及风险较 TIPS 明显增加。

总之，肝硬化门静脉高压合并 EVB（不论是首次或者复发）患者，TIPS 的出血控制率达 90%。此外，TIPS 也应用于布加综合征、肝窦阻塞综合征及门静脉高压合并门静脉血栓的治疗，可以使更多的患者受益。

参考文献

1. VAN CAMPENHOUT S，VAN VLIERBERGHE H，DEVISSCHER L. Common bile duct ligation as model for secondary biliary cirrhosis. Methods Mol Biol，2019，1981：237-247.

2. KALLEL L，BOUBAKER J，FILALI A. Secondary biliary cirrhosis due to percholecystectomy bile duct injury：report of three cases. Tunis Med，2018，96（7）：462.

3. INTAGLIATA N M，FERREIRA C N，CALDWELL S H. Anticoagulation for portal vein thrombosis in cirrhosis. Clin Liver Dis（Hoboken），2016，7（6）：126-131.

4. VALENTIN N，KORRAPATI P，CONSTANTINO J，et al. The role of transjugular

intrahepatic portosystemic shunt in the management of portal vein thrombosis：a systematic review and meta-analysis. Eur J Gastroenterol Hepatol，2018，30（10）：1187-1193.

5. 贺柯庆 . TIPS 术：搭建人体的"都江堰". 家庭医生报，2021-08-02（4）.

6. 马军 . TIPS 术治疗门静脉高压症的进展与展望 . 中国普外基础与临床杂志，2022，29（8）：997-1000.

病例提供　熊恺

执笔　王芬芬

002 VIATORR 支架治疗 TIPS 术后门体分流通道再狭窄

病历摘要

患者，男性，59 岁，因"呕血 2 小时"于 2014 年 10 月 25 日入院。

患者家属诉患者于 2 小时前进食花生、啤酒后出现呕鲜血，约 100 mL，之后呕少许咖啡色液体及胃内容物，约 200 mL；伴头晕、乏力、腹胀，无腹痛、畏寒、发热、咳嗽、咳痰、胸闷、胸痛等不适，"120"送至我院急诊科就诊。急诊科完善相关检查及腹部 CT 检查，上腹部 CT 平扫＋增强提示肝硬化、脾大、胃底及食管下段静脉曲张、腹水；血红蛋白 58 g/L。诊断为肝硬化伴食管 – 胃底静脉曲张破裂出血，重度贫血。予抑酸护胃、降门脉压、止血、补液、输血等对症支持治疗，为进一步诊治，收入我科住院。起病以来，患者精神食欲及睡眠一般，大便未解，小便量减少，体重无明显变化。

酒精性肝硬化病史 2 年；2014 年 9 月 30 日第 1 次出血，胃镜检查提示食管静脉重度曲张并见活动性出血灶，先后行 2 次内镜下套扎，仍活动性出血，最终予三腔二囊管压迫止血好转出院。2 型糖尿病病史 3 年，口服降糖药物，血糖控制良好。

［入院查体］

体温 36.8 ℃，脉搏 110 次/分，呼吸 23 次/分，血压 96/58 mmHg。神志清楚，慢性肝病面容，重度贫血貌，双肺呼吸音清，双肺未闻及明显干性、湿性啰音，心率 110 次 / 分，心律齐，未闻及明显杂音；腹部稍膨隆，腹软，全腹无压痛及反跳痛，未触及明显肿块，肝肋下未触及，脾脏触诊不满意，移动性浊音（－），肠鸣音活跃，6 次 / 分，双下肢轻度凹陷性水肿。

［辅助检查］

2014 年 10 月 25 日①血常规＋凝血功能：三系减少，血红蛋白 58 g/L，凝血酶原时间 14.6 秒。②肝功能：白蛋白 27 g/L，总胆红素 26.41 μmol/L，谷草转氨酶 166.43 U/L ↑，谷丙转氨酶 140.62 U/L ↑（表 2-1）。③上腹部 CT（图 2-1）：肝硬化，脾大，胃底及食管下段静脉曲张，腹水（中量）。

表 2-1　肝功能 Child-Pugh 分级标准及患者情况

临床生化指标	1 分	2 分	3 分	患者
肝性脑病（级）	无	1 ~ 2	3 ~ 4	无
腹水	无	轻度	中、重度	中度
总胆红素（μmol/L）	< 34	34 ~ 51	> 51	26.41
白蛋白（g/L）	> 35	28 ~ 35	< 28	27
凝血酶原时间延长（秒）	< 4	4 ~ 6	> 6	< 4

注：患者评分为 9 分，B 级。

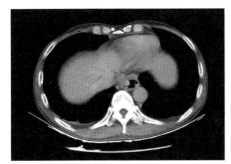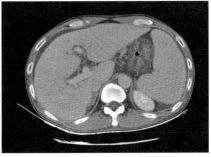

图 2-1　上腹部 CT（2014-10-25）

[入院诊断]

①肝硬化伴食管 – 胃底静脉曲张破裂出血；②酒精性肝硬化失代偿期；③重度贫血；④脾功能亢进；⑤ 2 型糖尿病。

[治疗过程]

2014 年 10 月 25 日急诊行 TIPS 治疗（图 2-2），术后予华法林抗凝（保持国际标准化比值 1.8 ～ 3.5）。肝脏彩超显示支架内见连续规则的血流信号，速度约 127 cm/s（图 2-3）。患者好转，自急诊出院。

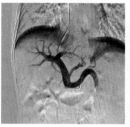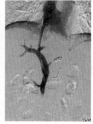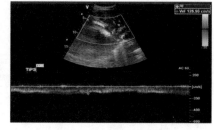

图 2-2　TIPS 治疗　　　　　　　图 2-3　肝脏彩超

2015 年 4 月 29 日第 2 次出血。凝血四项：PT 27.9 秒↑，国际标准化比值 2.41；血常规：白细胞 2.38×10^9/L ↓，血红蛋白 110 g/L ↓；上腹部 CT 平扫 + 增强见图 2-4，肝脏彩超见图 2-5；5 月 4 日胃镜见图 2-6。5 月 6 日行支架再开通（图 2-7）。

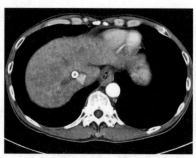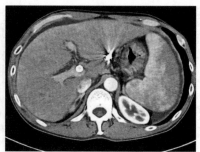

图 2-4　上腹部 CT 平扫 + 增强（2015-04-29）

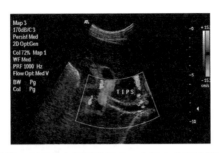

肝静脉与门静脉之间可见支架样强回声，支架内未探及明显血流信号。

图 2-5 肝脏彩超（2015-04-29）

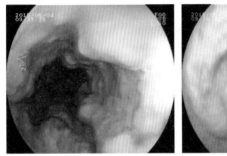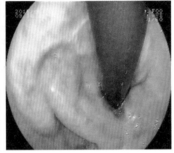

图 2-6 胃镜（2015-05-04）

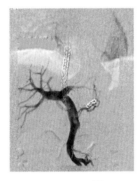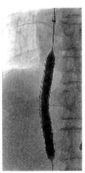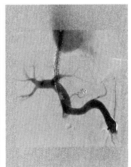

图 2-7 支架再开通（2015-05-06）

2015 年 7 月 19 日第 3 次出血：支架内再套入覆膜支架。

2016 年 7 月 11 日第 4 次出血：支架球囊扩张再溶栓。

2016 年 8 月 11 日第 5 次出血：内镜 + 药物治疗。

2016 年 9 月 2 日第 6 次出血：再次行 TIPS 治疗，置入 Viatorr 支架（图 2-8）。

2016 年 9 月 9 日肝脏彩超显示肝静脉与门静脉之间可见 2 个支架样强回声，支架 1 内未探及明显血流信号，支架 2 内探及明显血流信号，平均流速约 130 cm/s（图 2-9）。

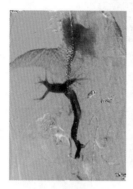
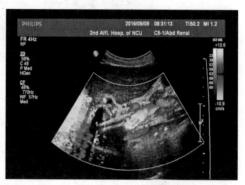

图 2-8　TIPS 治疗　　　　图 2-9　肝脏彩超（2016-09-09）
（2016-09-02）

病例分析

患者为中年男性，入院时酒精性肝硬化伴食管静脉曲张破裂出血、2 型糖尿病诊断明确；全面评估患者病情（肝功能 Child-Pugh 分级为 B 级，食管静脉重度曲张）；反复多次出血，先后接受了药物止血、三腔二囊管压迫止血、内镜下止血、放射介入止血治疗；体现了肝硬化伴食管 – 胃底静脉曲张破裂出血治疗难度大、复发率高的特点。

食管 – 胃底静脉曲张为门静脉高压症主要临床表现之一，并为上消化道出血的常见病因。肝硬化病例中，12%～85% 有食管静脉曲张；而门静脉高压症患者发生胃肠道出血时，由曲张静脉破裂而引起者约 50%（41%～80%）。食管 – 胃底曲张静脉破裂出血时，常推荐以下处置流程（图 2-10）。

笔记

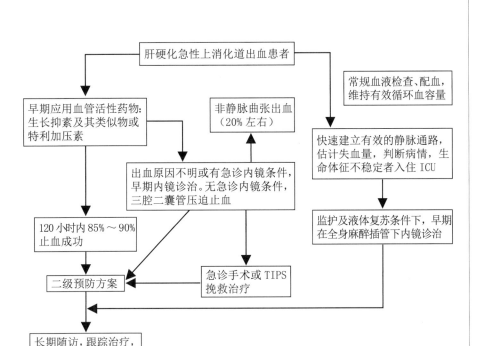

图 2-10　肝硬化急性上消化道出血临床处理推荐流程

TIPS 是一种放射介入分流降门静脉压力微创手术，相对于内镜下的曲张静脉套扎术、硬化剂或组织胶注射术而言，更能有效降低门静脉压力，有更好的出血控制率，并能减少出血复发。一旦药物或内镜治疗失败，TIPS 应在早期（72 小时内）实施。早期 TIPS 的适应证：①存在高风险治疗失败的患者，如小于 14 的 C 级患者或 B 级合并活动性出血的患者；②食管静脉曲张大出血时常规药物及内镜下治疗效果不佳；③终末期肝病等待肝移植术期间静脉曲张出血等。本例患者此前行药物、三腔二囊管压迫、内镜止血等处理多次，疗效欠佳，具有早期 TIPS 手术指征。患者进行 TIPS 术后出血也的确得到控制。但目前 TIPS 手术也有一定局限性，分流支架功能障碍仍是影响该手术远期疗效的一个重要因素，过去认为支架阻塞导致支架内血栓形成，现认为支架内膜增

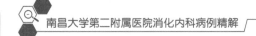
生狭窄为支架功能障碍主要原因。因此，本例患者第 1 次所用支架狭窄时采用扩张 + 溶栓及再次套入支架的方法，难以根本解决支架堵塞问题。临床研究表明：①普通血管覆膜较 Viatorr 支架堵塞率高；②覆膜 + 裸支架难以模拟 Viatorr 支架结构；③再次手术时应优先使用 Viatorr 支架（TIPS 专用支架）。

温志立教授点评

本例患者诊断肝硬化食管胃底静脉曲张破裂出血明确；反复出血，先后接受了药物、三腔二囊管压迫及多次行内镜下食管静脉曲张套扎术止血治疗，仍在出院后短时间内再发出血；最佳方案就是早期实施 TIPS。TIPS 术后患者出血得以控制，但随着时间的延长出现了支架堵塞，此后发生了 5 次上消化道出血。分别采用了支架内再套入覆膜支架、支架球囊扩张再溶栓、内镜 + 药物治疗，以及使用 Viatorr 支架再次行 TIPS 治疗。最终取得较好疗效。

TIPS 由 Richter 首次应用于临床治疗门静脉高压相关并发症迄今已近 30 年，其在消化道出血、顽固性胸腔积液、顽固性腹水及巴德-基亚里综合征等的治疗中发挥着重要作用。虽然目前 TIPS 技术应用已很广泛，但分流道的再狭窄及术后肝性脑病的发生仍需继续研究及解决。随着医学工程技术的发展，TIPS 使用的支架有很大进步。Viatorr 支架凭借其覆膜与裸区组合的特殊结构及良好的顺应性，成为 TIPS 首选支架。对于既往使用单纯覆膜支架或覆膜支架联合裸支架发生分流道功能障碍的患者，仍可用 Viatorr 支架进行修复或重新开通分流道，此方式可大大提高分流道的二次通畅率。综上所述，

Viatorr 支架用于 TIPS 可明显提高分流道的近期通畅率。对于远期的影响，需大宗病例及更长的随访时间来进一步明确。

参考文献

1. 徐小元，丁惠国，贾继东，等 . 肝硬化门静脉高压食管胃静脉曲张出血的防治指南 . 临床肝胆病杂志，2016，32（2）：203-219.

2. LV Y，ZUO L，ZHU X，et al. Identifying optimal candidates for early TIPS among patients with cirrhosis and acute variceal bleeding：a multicentre observational study. Gut，2019，68（7）：1297-1310.

3. RAISSI D，YU QNISIEWICZ M. Parallel transjugular intrahepatic portosystemic shunt with Viatorr® stents for primary TIPS insufficiency：case series and review of literature. World J Hepatol，2019，11（2）：217-225.

4. RICHTER G M，PALMAZ J C，NÖLDGE G，et al. The transjugular intrahepatic portosystemic stent-shunt. A new nonsurgical percutaneous method. Radiologe，1989，29（8）：406-411.

5. WEBER C N，NADOLSKI G J，WHITE S B，et al. Long-term patency and clinical analysis of expanded polytetrafluoroethylene-covered transjugular intrahepatic portosystemic shunt stent grafts. J Vasc Interv Radiol，2015，26（9）：1257-1265.

6. 贺平，李成杰，张紫寅，等 . 不同直径 PTFE 覆膜支架在门脉高压 TIPSS 术中的应用效果 . 海南医学，2013，24（19）：2828-2831.

7. BOYER T D，HASKAL Z J，American Association for the Study of Liver Diseases. The role of transjugular intrahepatic portosystemic shunt in the management of portal hypertension. Hepatology，2005，41（2）：386-400.

8. DE FRANCHIS R，BAVENO V I，FACULTY O. Expanding consensus in portal hypertension Report of the Baveno Ⅵ Consensus Workshop：stratifying risk and individualizing care for portal hypertension. J Hepatol，2015，63（3）：743-752.

9. 鲍应军，顾俊鹏，张海潇，等 . Viatorr 支架与覆膜支架联合裸支架在 TIPS 治疗门静脉高压症中的疗效对比 . 外科理论与实践，2019，24（6）：517-521.

病例提供　熊恺

执笔　王芬芬

003 鱼刺穿破胃壁致肝左叶脓肿

病历摘要

患者，女性，51岁，因"反复上腹胀痛1月余"于2019年11月7日入院。

患者1个月前无明显诱因出现上腹胀痛，伴厌油腻、乏力，无恶心、呕吐、畏寒、发热，无呕血、黑便、腹泻、便血等不适，自服胃药（具体不详）10余天，上述症状加重；半月前突发高热、寒战、出虚汗，最高体温39.5 ℃，当时无恶心、呕吐、头晕、头痛、咳嗽、咳痰、尿频、尿急等不适，上述症状持续约半小时后自行缓解，缓解后出现全身肌肉酸痛，遂至当地医院就诊，2019年10月24日行胸部及全腹部CT增强提示肝左叶低密度灶，考虑脓肿可能，右肾发育不良，诊断为肝脓肿，给予抗感染、抑酸护胃、补液等对症支持治疗后，患者症状稍缓解，但仍有腹胀；11月6日复查腹部CT提示肝左叶脓肿（55 mm×32 mm）较前吸收不明显，建议转上级医院。为求进一步治疗，遂至我院就诊，门诊以"肝脓肿"收入住院。患者自发病以来食欲较差，厌油腻，精神、睡眠尚可，大小便正常，体重减轻约2 kg。

2019年因泌尿系结石行取石术（具体不详），否认其他病史；无烟酒等不良嗜好。

[入院查体]

体温 36.3 ℃，脉搏 88 次 / 分，呼吸 21 次 / 分，血压 131/84 mmHg。神志清楚，双肺未闻及明显干性、湿性啰音，心律齐，未闻及杂音，上腹稍膨隆，腹软，剑突下有压痛，无反跳痛，未触及明显肿块，肝脏剑突下 2 指可触及、有触痛、边界清、质韧、固定，脾肋下未触及，Murphy 征（−），肠鸣音正常，移动性浊音（−），双下肢无水肿。

[辅助检查]

2019 年 11 月 8 日 ①血常规 +C 反应蛋白：C 反应蛋白 4.77 mg/L，红细胞 3.45×10^{12}/L，血红蛋白 98 g/L，余大致正常。②肝功能：白蛋白 33.96 g/L，γ- 谷氨酰基转移酶 87.06 U/L，余大致正常。③肾功能：尿素正常，肌酐 87.53 μmol/L，尿酸 384.86 μmol/L。④红细胞沉降率 71 mm/h。⑤D- 二聚体 4.03 mg/L。⑥凝血四项：纤维蛋白原浓度 5.27 g/L，其余正常。⑦尿常规：白细胞（＋）、蛋白质（＋），其余正常。⑧梅毒抗体阳性、不加热血清反应素试验阴性，血脂、血糖、降钙素原、电解质、乙肝六项、肿瘤四项 +CA125、粪便常规 + 潜血均大致正常。⑨心电图：窦性心律，T 波改变，逆钟向转位。⑩胸部及全腹部 CT 平扫 + 增强（图 3-1）：肝左叶占位（66 mm × 37 mm），考虑肝脓肿可能，建议治疗后复查；肝门部、腹膜后及盆腔多发增大的淋巴结，右肾萎缩；子宫后壁占位，考虑子宫肌瘤可能，胸部 CT 未见明显异常。

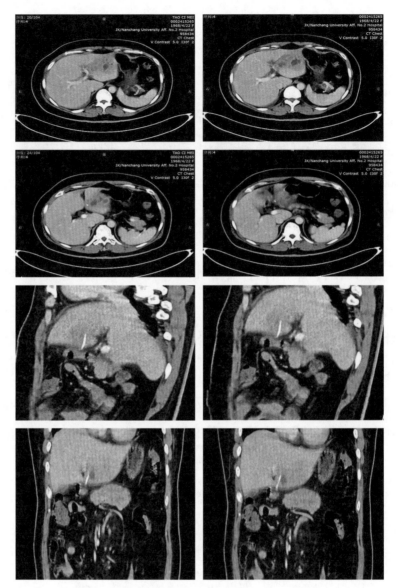

图 3-1　胸部及全腹部 CT 平扫 + 增强（2019-11-08）

［入院诊断］

肝脓肿

［治疗过程］

入院后给予舒普深及血必净抗感染、PPI 抑酸护胃、补液、营养支持等治疗 1 周，患者腹胀、腹痛较前稍好转，未再出现畏寒、发热等症状。追问病史，患者并无异物经皮肤刺入肝脏的外伤史，故考虑肝内长条状高密度影可能为消化道异物穿透刺入肝脏所致。建议患者完善胃镜检查，查看胃和十二指肠有无可疑窦道或溃疡。患者表示了解但要求出院回当地继续抗感染治疗。出院 1 周后患者再次感到腹胀、腹痛，就近至外院治疗，完善胃镜提示胃窦见一糜烂（未见报告单），外院结合病史、内镜检查和腹部影像学检查，考虑异物穿透胃壁后扎进肝脏，形成肝脓肿，并行外科手术，最终手术取出一长约 3 cm 的鱼刺（图 3-2）。

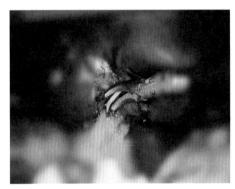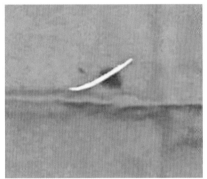

图 3-2　手术取出鱼刺

病例分析

　　肝脓肿是细菌、真菌或溶组织阿米巴原虫等多种微生物引起的肝脏化脓性病变，其中细菌性肝脓肿（pyogenic liver abscess，PLA）是临床常见的肝脏感染性疾病，占所有肝脓肿的 80%。

　　PLA 多见于男性，发病高峰年龄在 55 ～ 65 岁，病灶好发于右侧，且多为单发。感染途径一般分为 5 种：门静脉途径、胆道

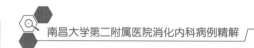

途径（胆源性感染）、肝动脉途径、临近感染和隐源性途径。其中胆源性感染是 PLA 的主要感染途径；而隐源性途径致肝脓肿有明显上升趋势。因异物引发者非常罕见，据报道，异物穿透消化道的发生率 < 1%，而消化道穿孔最常见的部位是胃和十二指肠，由于解剖上的毗邻，继发的脓肿好发于左半肝。异物在胃肠道蠕动的作用下缓慢刺穿消化道并刺入肝脏形成窦道，导致肠道细菌侵袭，最终引起了肝脓肿的发生。

《中国上消化道异物内镜处理专家共识意见（2015年，上海）》指出，鱼刺异物在临床上较常见，但多卡顿于咽喉和食管。我国尚无确切的统计例数，国内学者近 5 年发表的文献中共报道上消化道异物 24 529 例，实际例数远多于此。70% ~ 75% 的上消化道异物滞留于食管，以食管入口处最多见，其次为胃、十二指肠。80% ~ 85% 的上消化道异物发生于儿童，以鱼刺、硬币、电池、磁铁和玩具居多，6 月龄~ 6 岁为高发年龄段。成人上消化道异物多是误吞所致，西方国家最常见的是食物团块，我国以鱼刺、禽类骨头、义齿等为主。鱼刺穿破消化道壁刺入肝脏，并发肝脓肿性感染非常罕见，国内文献相似病例报道仅 10 余例，且均为经胃壁穿孔，经十二指肠穿孔未见报道。也有误食鱼刺致继发肝脓肿误诊为肝转移瘤的报道。可见异物导致肝脓肿在诊断时具有一定迷惑性。

治疗方面，对于 PLA，一般共识是患者应当全身早期、足量使用抗生素。在细菌培养结果回报前，通常根据临床经验选择抗生素，待相关细菌培养和药敏试验结果报告后，根据其结果调整相应抗生素，亦有推荐联合使用经皮穿刺引流。对于单发的小脓肿（＜3 cm）可以考虑单纯抗生素治疗，大脓肿（5～10 cm）考虑抗生素联合经皮穿刺抽脓，但脓肿未完全液化，或多房的脓腔则不宜应用经皮穿刺引流治疗。对于巨大脓肿（＞10 cm）可以持续置管引流。如果患者存在以下情况需考虑腹腔镜手术干预：①脓液太黏稠无法被吸引；②多个脓肿；③抗感染治疗和经皮穿刺引流后仍有败血症表现；④脓肿破裂；⑤合并其他腹腔内疾病需进一步处理。

温志立教授点评

患者以上腹胀痛、纳差、发热、肝大为主要临床表现，结合腹部 CT+ 增强检查及肿瘤指标，诊断肝左叶单发脓肿基本明确；外院及我院先后予抗感染治疗半月余，症状有所改善，但脓肿并未缩小。此时经管医师面临两个问题：第一，肝脓肿形成原因是什么？第二，继续抗生素治疗，还是引流或外科手术？

首先，结合多次 CT 检查，最常见的胆源性途径可以排除，经管医师为明确肝脏内高密度影的性质，与影像科阅片医师沟通后，行腹部 CT 冠状位和矢状位重建，最终明确高密度影为可疑的长条状异物。

其次，患者已经验性抗感染治疗半个月，虽炎症指标下降，但脓肿未缩小，长径大于 5 cm，且患者有腹胀、腹痛症状，此时可考虑行抗生素联合经皮穿刺抽脓。建议患者继续接受抗感染治疗，待脓肿液化后行穿刺引流；同时，建议患者完善胃镜检查，进一步明确肝脏可疑异物是否为胃或十二指肠异物穿透所致；但患者因个人原因，要求出院并回当地继续治疗。之后，患者在外院进行了胃镜及外科手术，证实一长约 3cm 的鱼刺穿透胃壁导致肝左叶脓肿，与我们之前的推测一致。

此病例提醒我们，对于不明原因的肝脓肿，尤其是缺乏糖尿病和胆管疾病因素者，应积极查找原因。由于肝左叶单发脓肿较为少见，若患者没有肝脓肿的高危因素，内镜下发现有针状溃疡、糜烂，甚至窦道形成，要考虑异物慢性穿透并导致肝脓肿的可能，需仔细询问患者饮食情况，是否有误食异物史等。由于患者消化道个体差异及异物类型不同，异物在消化道运行时间长短不一，误食异物史的时间可为腹痛出现前数日甚至数月。超过一半的异物致消化道穿孔继发形成肝脓肿的患者，从异物吞服到出现相应临床症状的时间大于 2 周，其中相当一部分患者不能回忆是否有误服史。相对 B 超、X 线等检查而言，薄层 CT 是诊断消化道异物更敏感的检查方法，尤其是冠状位或矢状位重建，其密度、空间分辨率均较高。此外，薄层 CT 后期可采用辅助技术进行处理，不但几乎可发现全部异物，而且还可标记异物位置、形态、与周围脏器的毗邻关系等。结合内镜检查结果，对异物在体内的运行轨迹可有一定的判断，是外科医师定位穿孔位置及制订手术方案的重要参考依据。

参考文献

1. 黄洋，张伟辉. 细菌性肝脓肿的诊治进展. 临床肝胆病杂志，2018，34（3）：641-644.

2. VENKATESAN S, FALHAMMAR H. Pyogenic hepatic abscess secondary to gastric perforation caused by an ingested fish bone. Med J Aust，2019，211（10）：451.

3. 中华医学会消化内镜学分会. 中国上消化道异物内镜处理专家共识意见（2015年，上海）. 中华消化内镜杂志，2016，33（1）：19-28.

4. 郑晓敏，孙小明，李敏. 异物致细菌性肝脓肿一例. 中华普通外科杂志，2013，28（7）：562.

5. 章顺轶，陈岳祥. 细菌性肝脓肿诊治进展. 临床肝胆病杂志，2018，34（7）：1577-1580.

6. 沈丹杰，王剑，陈世耀，等. 鱼刺穿透十二指肠球部致肝尾叶脓肿1例. 胃肠病学，2020，25（4）：254-256.

7. LEGGIERI N，MARQUES-VIDAL P，CERWENKA H，et al. Migrated foreign body liver abscess：illustrative case report，systematic review，and proposed diagnostic algorith. Medicine（Baltimore），2010，89（2）：85-95.

病例提供　王芬芬　李雪芹

执笔　王芬芬

004　新一代利尿剂托伐普坦治疗顽固性肝硬化腹水

病历摘要

患者，男性，49 岁，因"腹胀、乏力 10 个月，加重伴尿黄 1 个月、气憋 1 周"于 2019 年 10 月 23 日入院。

患者 10 个月前无明显诱因出现腹胀，腹围逐渐增大，无畏寒、发热、咳嗽、咳痰、恶心、呕吐、腹痛等不适，至当地医院门诊就诊，诊断为乙肝肝硬化、腹水，给予螺内酯、呋塞米口服间断利尿，以及恩替卡韦抗病毒治疗；1 个月前上述症状加重，并开始出现眼黄、尿黄，伴纳差、厌油腻，无畏寒、发热、腹痛、呕血、黑便等其他不适；近 1 周开始感活动后胸闷、气憋，无胸痛、背痛、咳嗽、咳痰等症状。为进一步诊治，患者至我院门诊就诊，门诊以"黄疸、腹水"收入我科住院。患者起病以来精神、食欲及睡眠较差，大便大致正常，小便量逐渐减少，近 1 个月体重增加 2 kg。

慢性乙肝 20 余年，曾行干扰素治疗 1 个月，10 个月前开始使用恩替卡韦抗病毒治疗。

[入院查体]

神志清楚，慢性肝病面容，皮肤、巩膜黄染，可见肝掌、蜘蛛痣，双下肺呼吸音弱，右侧为甚，双肺未闻及明显干性、湿性啰音，心律齐，未闻及明显杂音，腹部膨隆，未见胃肠型及蠕动波，未见腹壁静脉曲张，腹软，无压痛、反跳痛，未触及肿块，肝、脾触诊不满意，移动性浊音（＋），肠鸣音 3 ～ 4 次 / 分，双下肢轻度凹陷性水肿，神经系统查体未见明显异常。

[辅助检查]

2019 年 10 月 23—26 日生化检查、三大常规及腹水检查等见表 4-1。

10 月 23 日肿瘤指标正常。

10 月 26 日胸部 + 全腹部 CT 增强：两肺少许炎症，右肺下叶膨胀不全，双侧胸腔积液，右侧为甚；肝硬化、脾大、腹水，脾门区血管增多、迂曲，腹壁侧支血管开放，肝门部及腹膜后多发肿大淋巴结；腹腔部分肠管壁增厚，水肿；肝囊肿，左肾囊肿，右肾小结石。

2019 年 10 月 27 日胃镜：食管静脉曲张（轻度），十二指肠球炎。

表 4-1　辅助检查

肝功能	谷丙转氨酶	谷草转氨酶	总胆红素	间接胆红素	直接胆红素	白蛋白
	25.64 U/L	43.6 U/L	254.07 μmol/L	159.69 μmol/L	94.38 μmol/L	24.99 g/L
凝血功能	INR	PT	TT	APTT	FIB	PA
	1.92	22.4 秒	22.1 秒	45.6 秒	1.07 g/L	36.4%
腹水（大量）	透明度颜色	凝固性	红细胞	白细胞	中性粒细胞百分比	李凡他试验
	黄 / 透明	无凝块	4000×10^6/L	140×10^6/L	16%	阴性
血常规	白细胞	红细胞	血红蛋白	血小板		
	4.24×10^9/L	2.84×10^{12}/L	107 g/L	43×10^9/L		
肾功能	尿素	肌酐	尿酸			
	5.9 mmol/L	47.91 μmol/L	133.53 μmol/L			
血氧	93 μmol/L					
病理诊断	（胸腔积液）未见恶性肿瘤细胞；染色体：（胸腔积液）未见异常核分裂象					
病理诊断	（腹水）未见恶性肿瘤细胞；染色体：未见异常核分裂象					

[入院诊断]

①肝衰竭（慢加急性、C 型、中期）；②乙肝肝硬化失代偿期；

③腹水；④胸腔积液；⑤肝硬化伴食管静脉曲张；⑥脾功能亢进；
⑦低蛋白血症。

[治疗过程]

入院后予退黄护肝、输血浆等改善肝功能治疗，予螺内酯
100 mg/d＋呋塞米 40 mg/d，联合输注白蛋白进行利尿消肿治疗，
5 天后患者腹水消退不明显，且出现电解质紊乱（低钾、低钠），
便停用螺内酯和呋塞米，改用全新一代排水剂托伐普坦 15 mg/d
治疗 24 天，患者不仅腹水消退明显，而且耐受性好，期间未出
现电解质紊乱（图 4-1 ～ 图 4-5）；11 月 20 日复查腹部 CT 提示
腹水较之前明显减少（图 4-6，图 4-7）；之后患者因经济原因于
11 月 22 日私自停用托伐普坦，改回螺内酯联合呋塞米的方案治
疗 4 天，不仅腹水和体重增加，尿量减少，而且再次出现胸闷、
气憋等压迫症状。复查胸水彩超提示右侧胸腔大量积液；与患者
沟通后，于 11 月 26 日再次改回托伐普坦 15 mg/d 的利尿方案，
并行胸腔穿刺置管抽胸腔积液输注白蛋白缓解症状；治疗 6 天后，
患者的临床症状及肝功能均明显好转。出院后 4 天再次复查胸腔
积液彩超提示胸腔积液明显减少。

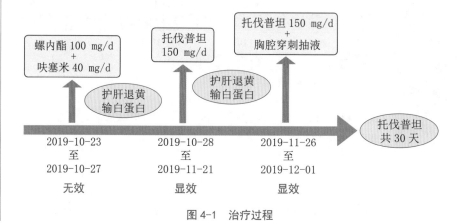

图 4-1　治疗过程

钾（mmol/L）

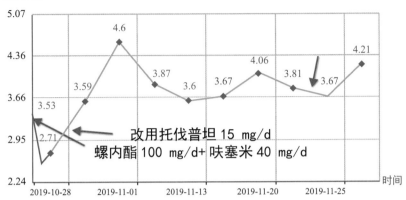

钠（mmol/L）

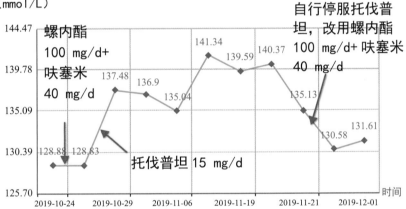

氯（mmol/L）

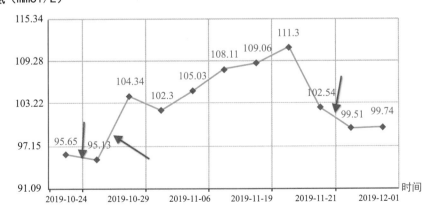

总钙（mmol/L）

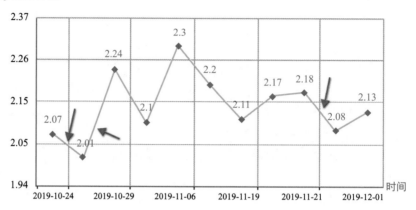

图 4-2　电解质变化

白蛋白（g/L）

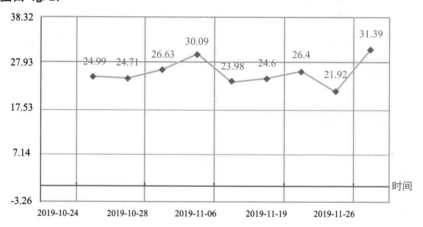

总胆红素（μmol/L）

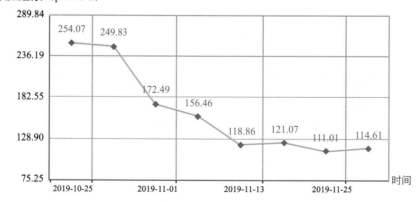

直接胆红素（μmol/L）

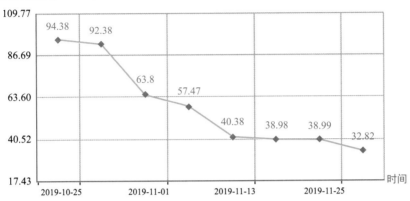

间接胆红素（μmol/L）

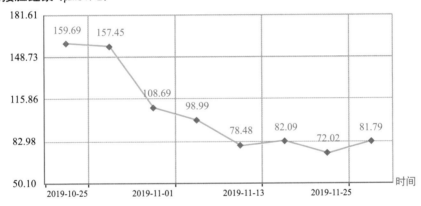

图 4-3　白蛋白及胆红素变化

谷丙转氨酶（U/L）

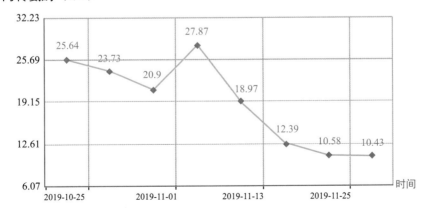

谷草转氨酶（U/L）

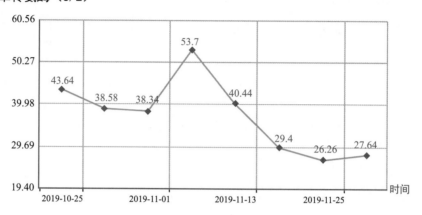

肌酐（μmol/L）

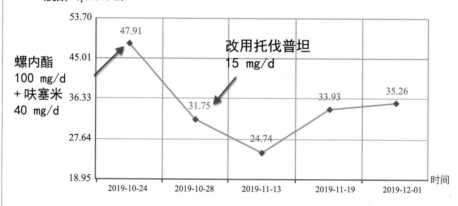

图 4-4 转氨酶、肾功能变化

凝血酶原活动度（%）

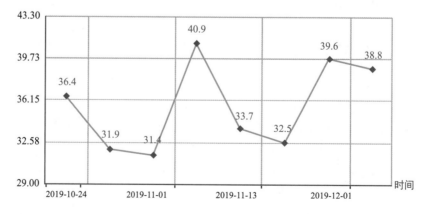

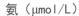

氨（μmol/L）

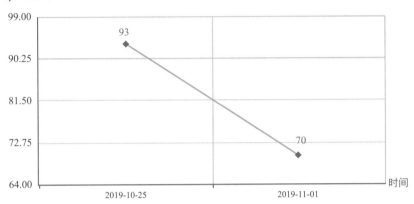

图 4-5　凝血功能及血氨变化

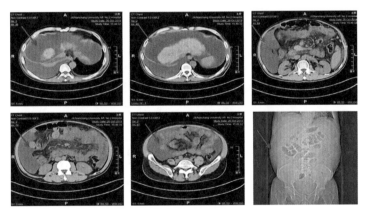

图 4-6　托伐普坦治疗前腹部 CT（2019-10-26）

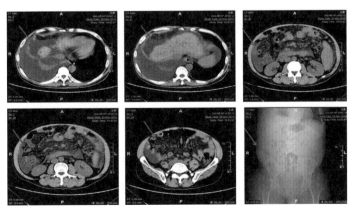

图 4-7　托伐普坦治疗后第 23 天腹部 CT（2019-11-20）

病例分析

腹水是肝硬化的主要并发症之一，也是肝硬化患者住院的主要原因。肝硬化患者发生体液潴留是其疾病发展史上的一个重要标志，预防和控制腹水的发生和发展是改善肝硬化患者预后的关键。

[治疗现状]

目前腹水治疗的手段尚不充分，其中一线治疗措施主要包括病因治疗、限制钠盐摄入、利尿剂治疗。

1. 病因治疗：我国失代偿期肝硬化大多由病毒性肝炎肝硬化、酒精性肝硬化、自身免疫性肝炎肝硬化进展而来，针对不同病因的治疗可以有效改善失代偿期肝硬化患者的临床症状。

2. 限制钠盐摄入：对于肾小球滤过率正常的患者，应适度控制钠的摄入在 80 ~ 120 mEq/d，相当于每天摄入钠盐 4.6 ~ 6.9 g；由于患者难以耐受并且有导致营养不良的风险，更为严格的限钠并不被推荐。

3. 利尿剂治疗：在肝硬化腹水的治疗中利尿剂治疗处于核心位置。初始联合利尿剂治疗包括螺内酯（100 mg/d）和呋塞米（40 mg/d），如果该剂量治疗效果不充分，可以按照同等比例增加（如 200 mg 螺内酯：80 mg 呋塞米）。通过限钠、口服螺内酯和呋塞米治疗，90% 的肝硬化腹水患者症状得到改善，对于这部分患者，应维持最少有效剂量的利尿剂治疗，以减少利尿剂引起的并发症。利尿剂的剂量主要根据患者的体质量下降程度来调节。如果患者没有肢体水肿，那么体质量下降不要超过 0.5 kg/d；如果

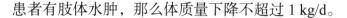

患者有肢体水肿，那么体质量下降不超过 1 kg/d。

除了上述治疗以外，针对肝硬化腹水的治疗措施还有腹腔穿刺放腹水，这主要是针对大量腹水的患者。在放腹水的同时应该注意静脉补充白蛋白，推荐补充白蛋白的剂量为每放 1 L 腹水补充 8 g 白蛋白。

[顽固性腹水的治疗]

顽固性腹水对饮食限钠和大剂量利尿剂（螺内酯 400 mg/d 和呋塞米 160 mg/d）治疗不敏感，或者在治疗性腹腔穿刺术后迅速复发，而血管收缩药物对难治性腹水有一定的效果。有指南推荐米多君可用于治疗顽固性腹水。经颈静脉肝内门体分流术可以有效控制腹水，但因其术后并发肝性脑病的概率显著增加，故限制了其在治疗顽固性腹水中的应用。

目前针对腹水的形成机制，国内外学者对腹水的药物治疗进行了新的探索；其中最受关注的是 AVP 选择性 V_2 受体拮抗剂，目前这类产品中国只有托伐普坦。托伐普坦于 2009 年在美国最先上市，是全球范围内的第 1 个高选择性血管升压素受体拮抗剂。其主要用于治疗伴随肝硬化、心力衰竭、抗利尿激素分泌异常综合征等高容量或等容量性的低钠血症（血钠浓度 < 125 mEq/L 或低钠血症不明显但有症状且限液治疗效果差），还可用于常染色体显性多囊肾病的辅助治疗，以延迟进入肾脏替代治疗的时间。

[托伐普坦在肝硬化合并腹水中的应用]

随着肝硬化腹水的进展，单纯通过利尿剂治疗腹水较困难，而顽固性腹水在临床上通常被认为是预后不良的指征。门静脉高压、低蛋白血症、肾素 – 血管紧张素 – 醛固酮系统活性增强、淋

35

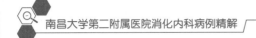

巴回流受阻及其他血管活性物质增多或活性增强使内脏血管扩张是肝硬化腹水形成的主要机制。顽固性肝硬化腹水同普通性肝硬化腹水的发病机制是否相同还需进一步验证，但两者最终的结局都是引起体内水钠潴留。当常规利尿剂不能很好地改善腹水症状时，可在其基础上加用托伐普坦，不仅可改善肝硬化腹水患者症状，还可改善生活质量。研究表明，肝硬化腹水患者在接受托伐普坦并减少利尿剂剂量治疗的同时，肾功能也有一定的改善。研究证实，托伐普坦可显著提高顽固性腹水患者的总体生存率；长期使用托伐普坦可改善肝硬化腹水患者的预后，这种获益可能是由于短期内血钠浓度和营养状况的改善，以及长期使用托伐普坦对肾脏的保护作用。托伐普坦在不增加口渴、口干等不良反应的同时可显著提高肝硬化合并腹水或低钠血症患者的血钠浓度，缩小腹围，减轻体质量，增加 24 小时尿量。其可在短期内改善肝硬化患者水肿及腹水症状，升高血钠浓度，对肝肾功能无明显影响。托伐普坦改善患者血钠浓度的作用不受人血白蛋白水平的影响。故对于肝硬化腹水患者，可给予小剂量（7.5 mg/d）托伐普坦或联合常规利尿剂治疗，血钠浓度不可升高过快，以免引起中枢神经损伤及渗透性脱髓鞘综合征。托伐普坦应用于肝功能受损患者有导致肝衰竭及死亡的风险，故在使用过程中应注意防范，需定期复查肝肾功能及电解质。

温志立教授点评

此病例初步诊断肝硬化失代偿期明确，其肝硬化病因是慢性乙肝，先后给予干扰素及恩替卡韦抗病毒治疗；Child-Pugh C 级提示肝脏储备功能差，再结合临床表现、实验室检查及影像学检查最终诊断慢加急性肝衰竭。此次入院最困扰患者的是大量胸腔积液、腹水导致的腹胀、胸闷和气憋；而患者先后多次使用螺内酯及呋塞米口服利尿、输注白蛋白，效果逐渐降低，还出现了低钾、低钠等电解质紊乱的症状，无法再增加利尿剂的剂量，因此，只能将利尿剂更换成消肿利尿兼提高血钠的托伐普坦。单用托伐普坦后，患者利尿效果显著，且低钠、低钾得到纠正，同时在护肝退黄、输注白蛋白、输注血浆的基础上，肝功能也有所好转。患者因托伐普坦价格昂贵便自行停服，并私自口服螺内酯及呋塞米，导致中途利尿效果下降，经治医师通过询问，得知患者擅自停药改药后，嘱咐患者回到托伐普坦的治疗方案。患者再次服用托伐普坦后，胸腔积液、腹水消退明显。

此病例提示肝衰竭 / 肝硬化失代偿期合并低钠血症、顽固性腹水患者维持使用 30 天托伐普坦安全性及耐受性均较好，对于一线利尿剂疗效不佳，又无法耐受增加剂量的患者，可尽早选择托伐普坦，若疗效仍不满意可尝试联合常规利尿剂。另外，也提醒我们在利尿治疗期间，要经常询问患者有无按时按量服药，密切监测其尿量、腹围、体重及电解质等相关指标的变化，根据这些变化调整利尿剂的剂量及治疗方案，避免因患者漏服或错服药物导致疗效欠佳的不良后果。

综上，托伐普坦相比传统利尿剂，具有服用方便（1 次 / 日）、依从性好、起效快、电解质紊乱并发症发生少及护肾等特点，能快速缓解患者临床症状，改善患者预后，缩短住院时间。托伐普坦短期疗效显著，但长期疗效、远期不良反应、与其他药物联用的利弊仍需进一步的临床试验证实。

参考文献

1. RUNYON B A, AASLD. Introduction to the revised American Association for the Study of Liver Diseases Practice Guideline management of adult patients with ascites due to cirrhosis 2012. Hepatology, 2013, 57（4）: 1651-1653.

2. 陈煜，周莉. 肝硬化腹水治疗的新进展. 临床肝胆病杂志，2016, 32（6）: 1069-1073.

3. SOLÀ E, SOLÉ C, GINÈS P. Management of uninfected and infected ascites in cirrhosis. Liver Int, 2016, 36 Suppl 1: 109-115.

4. LENZ K, BUDER R, KAPUN L, et al. Treatment and management of ascites and hepatorenal syndrome: an update. Therap Adv Gastroenterol, 2015, 8（2）: 83-100.

5. BIECKER E. Diagnosis and therapy of ascites in liver cirrhosis. World J Gastroenterol, 2011, 17（10）: 1237-1248.

6. European association for the study of the liver. EASL clinical practice guidelines on the management of ascites, spontaneous bacterial peritonitis, and hepatorenal syndrome in cirrhosis. J Hepatol, 2010, 53（3）: 397-417.

7. 程翠婷，王建民，耿肖囡，等. 托伐普坦在临床中的应用进展. 河南医学研究，2020, 29（19）: 3648-3650.

8. 中华医学会肝病学分会. 肝硬化腹水及相关并发症的诊疗指南. 实用肝脏病杂志，2018, 21（1）: 21-31.

9. HARUKI U, HISASHI H, YOSHIAKI T, et al. Furosemide dose changes associated with furosemide/tolvaptan combination therapy in patients with cirrhosis. Dig Dis, 2020, 38（1）: 38-45.

10. HIRAMINE Y, UTO H, MAWATARI S, et al. Effect of tolvaptan on the prognosis of patients with hepatic ascites. Hepatol Res, 2019, 49（7）: 765-777.

11. 苏秋香，丁晓慧，姚敏，等. 脊髓电刺激对心肌缺血再灌注损伤大鼠的作用. 中国医科大学学报，2012, 41（9）: 798-800.

12. LATIF O A，NEDELJKOVIC S S，STEVENSON L W．Spinal cord stimulation for chronic intractable angina pectoris：a unified theory on its mechanism．Clin Cardiol，2001，24（8）：533-541.

13. LIU J T，SU C H，CHEN S Y，et al．Spinal cord stimulation improves the microvascular perfusion insufficiency caused by critical limb ischemia．Neuromodulation，2018，21（5）：489-494.

病例提供　王芬芬

执笔　王芬芬

005　隐藏在低钾血症背后的肝豆状核变性

病历摘要

患者，男性，23岁，因"恶心、呕吐4天"于2018年11月7日入院。

患者2018年11月3日进食后感恶心，无呕吐；11月4日出现呕吐胃内容物，伴脐周痛，呈间歇性，每次持续约数分钟，伴大便不成形，2~3次/天、无黏液脓血，无发热、头痛、头晕、胸闷、气促等不适。起病以来体重下降近5 kg。

发病前连续1周只食用方便面和可乐，4个月前有不明原因低钾病史；家族史无特殊。

[入院查体]

体温36.3 ℃，脉搏65次/分，呼吸20次/分，血压98/50 mmHg。神志清楚，体形消瘦（BMI 15.9）；双肺呼吸音清，未闻及干性、湿性啰音；心率65次/分，心律齐，心音正常，各瓣膜听诊区未闻及病理性杂音；腹部凹陷，未见胃肠型及蠕动波，腹软，无压痛及反跳痛，肠鸣音正常；双下肢无水肿；神经系统查体阴性。

[辅助检查]

2018年11月7日血常规+C反应蛋白：白细胞11.64×10^9/L，血红蛋白148 g/L，血小板211×10^9/L，中性粒细胞百分比64.9%，C反应蛋白31 mg/L。血生化：白蛋白28.86 g/L，谷草转氨酶82.36 U/L，谷丙转氨酶159.81 U/L，肌酐229.41 μmol/L，钾2.3 mmol/L，

钠 126.8 mmol/L，氯 76.5 mmol/L，钙 2.52 mmol/L。尿常规：尿pH 6.5，尿比重 1.010，尿蛋白（±），尿潜血（＋）。粪便常规：镜检见霉菌。心电图：窦性心律，T 波改变，Q-T 间期延长。

11 月 8 日 24 小时尿蛋白定量：0.746 g。免疫功能六项：免疫球蛋白正常，补体正常。风湿四项、ANA 谱、ANCA 谱、ANA 谱 3、输血四项、肿瘤四项均正常。甲型肝炎抗体 IgM 抗体、丙型肝炎RNA 测定、乙肝六项均未见异常。血气分析：pH 7.29，二氧化碳分压 24 mmHg，氧分压 113 mmHg，碳酸氢根 11.3 mmol/L。

11 月 9 日腹部及泌尿系彩超：脂肪肝，双肾集分带稍宽，心脏、胆、胰、脾、输尿管、膀胱、前列腺均未见异常。

［治疗过程］

1. 第一阶段：青年男性，因恶心、呕吐、腹痛、体重减轻入院，查体提示低血压，体形消瘦，重度营养不良，辅助检查提示低钾、低钠、低氯、代谢性酸中毒、肝肾功能异常；故初步诊断为"低钾血症、低钠血症、低氯血症、代谢性酸中毒、肝功能异常、肾功能异常、严重营养不良"。

根据相关症状予对症支持治疗。

①恶心、呕吐、腹痛。患者青年男性，急性起病，4 天前因不洁、不规律饮食后出现恶心、呕吐、腹泻，首先考虑消化道感染（急性胃肠炎）。粪便常规镜检可见霉菌，考虑菌群失调，加用调节肠道菌群药物。

②低钾、低钠、低氯血症伴代谢性酸中毒。考虑胃肠道丢失及摄入减少致严重电解质紊乱。入院时血钾低至 1.24 mmol/L，心电图提示 Q-T 间期延长，当时病情危重，随时有心脏骤停风险。

立即给予补钾、补钠，补液等对症支持治疗，电解质紊乱得到纠正。治疗后电解质紊乱较前明显好转（图 5-1）。

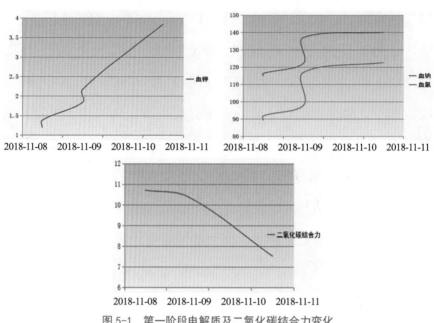

图 5-1　第一阶段电解质及二氧化碳结合力变化

③肝肾功能异常考虑与体循环不足有关，在积极扩容补液同时给予护肝治疗，并密切监测肝肾功能变化。

患者于 2018 年 11 月 12 日 14：15 左右突发呼吸急促，随后神志不清、呼不应，无口吐白沫、抽搐、大小便失禁等，瞳孔散大，对光反射存在，皮温正常，双肺呼吸音清，未闻及干性、湿性啰音。立即给予心电监护，心电监护显示窦性心律，呼吸 21 次/分，脉搏 110 次/分，血压 100/60 mmHg，血氧饱和度 100%，约 20 分钟后，患者可做出点头、摇头等回应，饮水吞咽困难，情绪激动，14：45 意识清楚，但不能言语，惊恐状态，感觉有人加害于他。当天紧急组织院内扩大会诊，会诊意见如下。

（1）神经内科考虑精神异常（代谢性脑病、垂体下丘脑病变、

颅内占位待排？）；建议：①完善头颅 MRI 平扫 + 增强，奥氮平
2.5 ～ 5 mg 控制精神症状；②维持电解质、酸碱平衡，补充维生
素 B$_1$ 及甲钴胺等。

（2）综合 ICU 建议：①完善头颅 MRI 及 CT、脑电图、心脏
彩超，积极补充电解质、补液改善内环境；②注意监测生命体征
及脏器功能，若病情恶化，可转 ICU 监护。

（3）呼吸内科考虑代谢性酸中毒合并呼吸性碱中毒；建议：
①给予碳酸氢钠 125 mL 纠酸；②复查肾功能，监测尿量。

11 月 12 日血气分析：pH 7.22，二氧化碳分压 16.5 mmHg，
氧分压 139 mmHg，碳酸氢根 6.5 mmol/L。电解质：钾 2.98 mmol/L，
钠 153.19 mmol/L，氯 134.05 mmol/L，钙 1.87 mmol/L。肝肾功能：
白蛋白 29.45 g/L，谷草转氨酶 59.20 U/L，谷丙转氨酶 134.81 U/L，
肌酐 63.33 μmol/L；随机血糖正常。颅脑 CT：脑实质未见明显异
常。胸部 CT：未见明显异常。全腹 CT：肝实质密度不均匀减低，
考虑不均匀脂肪肝可能。腹盆腔肠管积液、少量积气，部分壁内
可疑积气，肠系膜多发肿大淋巴结（图 5-2）。

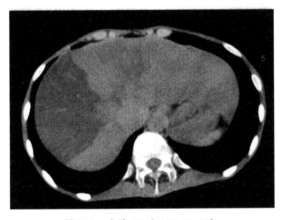

图 5-2　全腹 CT（2018-11-12）

综合会诊意见，提出两个疑问：①患者反复低钾血症合并代谢性酸中毒原因是什么？②患者突发精神异常原因是什么？

2. 第二阶段：①尿电解质：尿钾 12.6 mmol/L（24 小时尿量 2100 mL，故 24 小时尿钾 26.46 mmol）。②皮质醇节律：（8：00）23.21 μg/dL；（16：00）27.32 μg/dL；（00：00）18.11 μg/dL。③肾素 – 血管紧张素 – 醛固酮系统（卧位）：肾素活性 > 19.11 ng/（mL·h），血管紧张素 Ⅱ 66.68 pg/mL，醛固酮 18.41 ng/dL；（立位）：肾素活性未测出，血管紧张素 Ⅱ 263.80 pg/mL，醛固酮 99.19 ng/dL。④血清铜蓝蛋白测定：0.034 g/L。⑤肝纤维化组合：透明质酸 136.33 ng/mL，层粘连蛋白 14.96 ng/mL，Ⅲ 型前胶原 N 端肽 17.10 ng/mL，Ⅳ 型胶原 18.34 ng/mL。⑥血氨、肌酶谱均在正常范围。⑦电解质变化见图 5-3。

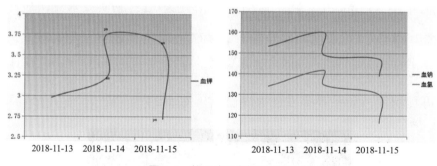

图 5-3　第二阶段电解质变化

3. 第三阶段：患者反复出现神经精神系统异常，表现为惊恐状态，情绪激动，多次诉说被"电击"，四肢震颤。血钾一度升至正常，但又有下降趋势。于是，在 11 月 14 日行第 2 次院内扩大会诊，会诊意见如下。

（1）神经内科：患者为青年男性，因"恶心、呕吐 4 天"入院，体形消瘦，近 2 日来出现神经精神系统异常，四肢尤其以双上肢震颤，肌力 4 -，上肢病理反射未引出，Babinski 征、Gorden 征及 Oppenheim 征阳性，四肢腱反射消失，脑膜刺激征阴性，建议完善智力检查，另重度水电解质紊乱，短时间内迅速补钠，现呈高钠、高渗状态，不能排除脑桥中央髓鞘溶解症，建议完善头颅 MRI 检查；完善神经重复刺激检查，排除重症肌无力，结合入院后肝肾功能异常，神经精神系统异常，铜蓝蛋白低，需考虑肝豆状核变性，建议完善基因检测。

（2）内分泌科：血气分析提示代谢性酸中毒，电解质提示严重低钾血症、低钠、低氯，肾素及醛固酮显著升高，尿电解质血钾较高，考虑肾小管酸中毒（rental tubular acidosis，RTA），经纠正电解质紊乱后，短时间内，血钠显著升高，呈高钠、高渗状态，另考虑其铜蓝蛋白明显降低、肝肾功能异常、脂肪肝、蛋白尿，不能排除肝豆状核变性，虽肾小管酸中毒常合并干燥综合征，但风湿免疫相关检查不支持干燥综合征，暂可排除，不建议补氯，可使用枸橼酸钾。结合入院后短时间内血钠明显升高，近 2 日患者出现精神异常，不排除脑桥中央髓鞘溶解症；结合入院后皮质醇节律紊乱，考虑为应激所致，但肾素及醛固酮均高，建议完善骨代谢、骨密度、性腺激素检查并完善血糖组合检测。

（3）肾内科：追问病史，既往有低钾血症发作史，肾功能急性损伤，肾小管酸中毒，醛固酮升高，考虑为继发性，治疗上建议予枸橼酸钾补钾、碳酸氢钠纠酸、螺内酯保钾等治疗。

根据会诊意见做出修正诊断：①肾小管酸中毒；②电解质紊乱，③肝豆状核变性（威尔逊病）？④肾功能异常；⑤严重营养不良；⑥肝功能异常；⑦脂肪肝。进一步完善骨代谢、糖代谢、性激素、头颅 MRI 等检查，并建议完善有关肝豆状核变性的基因检测（ATP7B 基因），但家属当时拒绝外送检查。治疗上停止补钠、补氯，继续补钾、补充 B 族维生素、加强营养支持及补液。

颅脑 MRI 检查：提示皮质脊髓束疑似对称高信号，基底核团 T2WI 疑似对称稍高信号，结论：未见明显异常（图 5-4）。

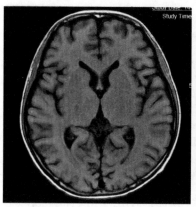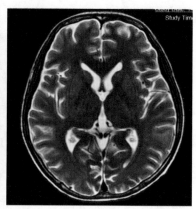

图 5-4　颅脑 MRI 未见异常

微量元素测定：铜 8.52 μmol/L，锌 16.9 μmol/L，钙 1.90 μmol/L，镁 0.61 μmol/L，糖代谢正常。

骨代谢六项：血清 25- 羟维生素 D 5.93 ng/mL，总Ⅰ型胶原氨基端延长肽 85.25 ng/mL，β - 胶原特殊序列 > 6000 pg/mL，骨性碱性磷酸酶 85 U/L，骨钙素 15 ng/mL，甲状旁腺激素 64.48 pg/mL。

裂隙灯检查：未见明显 K-F 环。

告知家属，患者诊断考虑肝豆状核变性，家属表示了解，但要求至上海进一步诊治，遂予患者出院。

［出院诊断］

①肝豆状核变性（威尔逊病）？；②肾小管酸中毒；③电解

质紊乱；④急性肾功能不全；⑤严重营养不良；⑥肝功能异常；⑦脂肪肝。

[随访]

患者转入上海某医院进一步治疗，复查血铜蓝蛋白明显降低（0.03 g/L），行基因检测提示 *ATP7B* 基因纯和突变，肝豆状变性诊断明确。给予口服排铜药物（青霉胺片每日 2 次、每次 1 片，1 个月后加量至每日 4 次，每次 1 片，3 个月后加量至每日 3 次，每次 2 片，5 个月后加量至每日 4 次，每次 2 片），辅以护肝、补充白蛋白、补钾治疗。

患者症状明显好转，营养状况改善，体重上升，电解质恢复正常并平稳。

病例分析

[低钾血症病因诊断]

首先区分是否为肾性失钾。尿钾在 15 mmol/24 h 以上，尿钾浓度 > 20 mmol/L，尿钾 / 尿肌酐比值（kalium/creatinine，K/C）> 1.5 mmol/dL，提示肾性失钾。肾性失钾经常伴随肾素 - 血管紧张素 - 醛固酮系统改变，低钾血症伴高血压分为 3 种情况：①高肾素高醛固酮，如肾素瘤、肾动脉狭窄、嗜铬细胞瘤。②低肾素高醛固酮，包括原发性醛固酮增多症（primary hyperaldosteronism，PA）、17α- 羟化酶缺陷。血浆醛固酮浓度升高、血浆肾素活性降低，当血浆醛固酮 / 肾素浓度比值（aldosterone to renin ratio，ARR）> 20，高度提示 PA 可能。17α- 羟化酶缺陷临床表现为高

笔记

血压、低血钾、外生殖器为女性幼稚型、无第二性征发育、无阴毛腋毛生长。③低肾素低醛固酮，如表象性盐皮质激素过多综合征、Liddle 综合征（图 5-5）。

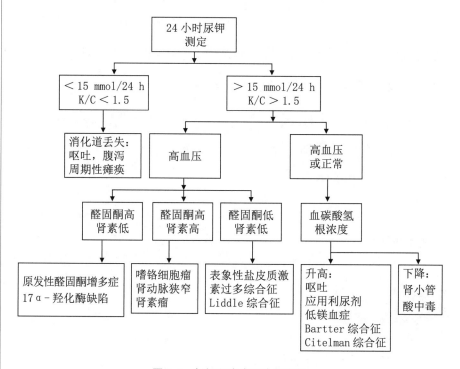

图 5-5　低钾血症病因诊断流程

[肾小管酸中毒]

肾小管酸中毒是远端肾小管排泌 H^+ 障碍和（或）近端肾小管对碳酸氢根重吸收障碍所致的一组临床综合征。主要表现：①高氯性、正常阴离子间隙型代谢性酸中毒；②电解质紊乱；③骨病；④尿路症状。按病变部位及机制分为 I 型，远端小管泌 H^+ 障碍；II 型，近端肾小管碳酸氢根重吸收障碍；III 型，混合型，兼有 I 型和 II 型 RTA 的特点；IV 型，远端小管泌 H^+、K^+ 作用减弱（表 5-1）。

表 5-1 肾小管酸中毒分型

分型	Ⅰ型 （远端肾小管酸中毒）	Ⅱ型 （近端肾小管酸中毒）	Ⅲ型 （混合型）	Ⅳ型 （远端肾小管酸中毒）
临床特点	（1）高血氯性代谢性酸中毒：尿 pH > 5.5，血 pH 下降，血氯离子增高，但 AG 正常； （2）低钾血症； （3）钙磷代谢障碍：高尿钙、低血钙，继发性甲状旁腺功能亢进，导致高尿磷、低血磷	（1）AG 正常的高血氯性代谢性酸中毒，但中尿可滴定酸及 NH_4^+ 正常，碳酸氢根增多，酸中毒加重时尿 pH 可在 5.5 以下； （2）低钾较明显； （3）尿路结石及肾钙化发生率远比远端 RTA 轻	临床表现同Ⅰ型，但尿丢失碳酸氢根比Ⅰ型多，酸中毒比前两型更严重	（1）高血氯性代谢性酸中毒； （2）高钾血症； （3）酸中毒及高钾血症严重程度与肾功能不全严重程度不成比例； （4）尿 NH_4^+ 减少，pH > 5.5
病因	1. 原发性肾小管酸中毒，主要是常染色体显性或隐性遗传所致 2. 继发性肾小管酸中毒，见于 Fanconi 综合征、肝豆状核变性、重金属中毒、药物中毒、钙磷代谢疾病、肾脏疾病等			
诊断	出现 AG 正常的高血氯性代谢性酸中毒、低钾血症、化验尿中可滴定酸及 NH_4^+ 减少，尿 pH > 5.5，远端 RTA 诊断即可成立，如出现低血钙、低血磷、骨病、肾结石或肾钙化，则更支持诊断	出现 AG 正常的高血氯性代谢性酸中毒、低钾血症、化验尿中碳酸氢根增多，近端 RTA 诊断即可成立，对疑诊病例可做碳酸氢盐重吸收试验，患者口服或静脉滴注碳酸氢盐后，尿碳酸氢根排泄分数 > 15% 即可诊断		轻、中度肾功能不全患者出现 AG 正常的高血氯性代谢性酸中毒及高钾血症，化验尿中可滴定酸及 NH_4^+ 减少，即可诊断
治疗原则	以消除病因、治疗原发病、纠正酸中毒、补充钾盐为主。补钾宜用枸橼酸钾，最好不要氯化钾，以免加重高氯血症	同Ⅰ型，但丢失多，为纠正酸中毒所需要的碱性药物要更多		纠正酸中毒；降低高血钾；肾上腺盐皮质激素治疗

［肝豆状核变性］

肝豆状核变性，又称威尔逊病，是一种遗传代谢障碍性疾病，是由于基因突变导致铜代谢障碍，铜在肝、中枢神经系统、角膜等多种组织器官过量沉积，引起组织器官损伤。临床分型为肝型、脑型、其他类型及混合型（图 5-6）。患者特征性表现之一为角膜 K-F 环。

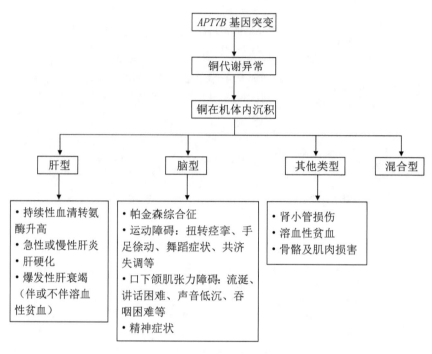

图 5-6　肝豆状核变性分型

根据 Sternlieb 标准诊断，具有以下 2 项者可诊断为肝豆状核变性（图 5-7）。①神经系统症状和体征。②具有肝损害的症状和体征。③肉眼或裂隙灯证实有 K-F 环。④血清铜蓝蛋白 < 200 mg/L。非典型病例可以结合实验室铜代谢指标异常、青霉胺治疗有效和阳性家族史来判断。

1. 鉴别诊断：①肝型 WD 需与慢性活动性肝病、门脉性肝硬化等鉴别。②脑型 WD 需与帕金森病、特发性肌张力障碍等鉴别。

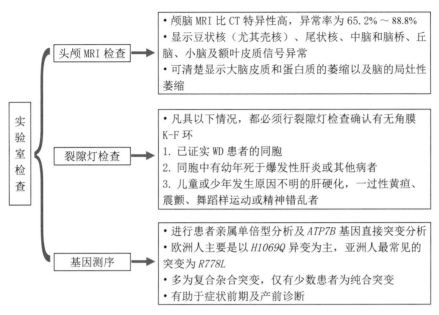

图 5-7 肝豆状核变性实验室检查

2. 治疗：①低铜饮食。②药物治疗：青霉胺、曲恩汀（铜离子螯合剂，促进尿铜排泄）、锌剂（干扰铜离子在胃肠道吸收）、肝移植（用于肝豆状核变性急性肝衰竭和所有药物治疗无效的终末期肝病患者）。

温志立教授点评

本例患者为青年男性，突发起病，以恶心、呕吐及腹泻为主要表现，入院后实验室检查提示顽固性低钾血症、肾功能不全、肝功能轻度异常、低蛋白血症；影像学检查提示颅脑未见异常，不均匀性脂肪肝；按照低钾血症诊治流程，完善相关检查，提示 24 小时尿钾 > 15 mmol、尿 pH > 5.5、皮质醇节律紊乱、肾素活性增高、醛固酮增高、骨代谢异常，多次血气分析提示代谢性酸

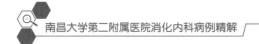
中毒合并呼吸性碱中毒，且患者补钠、补氯后很快出现高钠高氯血症，同时出现神经系统症状；结合患者病史、实验室检查及影像学检查，肾小管酸中毒诊断明确，神经系统症状及血钠、血氯显著升高考虑快速补钠后出现的脑桥中央髓鞘溶解症可能，停止补钠、补氯后神经系统症状未再发作，但仍不能完全排除其他脑病所致。

肾小管酸中毒病因分为原发性和继发性，前者主要是常染色体显性或隐性遗传所致，无法完善相关基因检测故暂不考虑；而后者多见于 Fanconi 综合征、肝豆状核变性、重金属中毒、药物中毒、钙磷代谢疾病、肾脏疾病等；结合患者有脂肪肝、肝功能异常、血清铜蓝蛋白显著降低、神经系统症状，虽然颅脑 MRI 未见异常，肝纤维化仅轻度异常，且未见 K-F 环，但仍考虑肝豆状核变性初期可能性最大。肾脏损害可发生于肝豆状核变性疾病的任何时期，其表现与神经系统、肝脏等改变无明显相关：其损害机制尚未完全明确，目前认为有以下三方面的原因，分别为铜的沉积、免疫球蛋白沉积、青霉胺等药物的继发损害。

此例患者的病情疑难危重，在科室诊疗团队抽丝剥茧的精心诊治下，即使缺乏典型的 K-F 环及基因检测结果，仍然能将病因锁定在肝豆状核变性，没有误诊，实属不易。患者最终在外院完成了 ATP7B 基因检测，确诊为肝豆状核变性，并在使用青霉胺治疗后症状得到明显控制，进一步证实了我们的推断。因此，当我们遇到不明原因的顽固性低钾血症患者，在排除了常见的胃肠道丢失及摄入减少病因时，需考虑是否存在肾小管酸中毒，应完善尿电解质、血气分析、皮质醇节律、肾素 – 血管紧张素 – 醛固酮

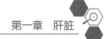

系统、骨代谢等相关检查。另外，补钾的同时注意血钠、血氯的变化，避免过快升高血钠、血氯浓度导致脑桥中央髓鞘溶解症。

参考文献

1. 刘帆, 孙妍, 徐潮, 等. 低钾血症中遗传性肾小管疾病的临床特点分析. 临床荟萃, 2021, 36（5）: 436-441.

2. KARDALAS E, PASCHOU S A, ANAGNOSTIS P, et al. Hypokalemia: a clinical update. Endocr Connect, 2018, 7（4）: 135-146.

3. PELLETIER J, GBADEGESIN R, STAPLES B. Renal tubular acidosis. Pediatr Rev, 2017, 38（11）: 537-539.

4. LIM A K, CHOI M J. Distal renal tubular acidosis associated with Sjogren syndrome. Intern Med J, 2013, 43（12）: 1330-1334.

5. SHAHBAZ A, SHAHID M F, SALEEM H M, et al. Hypokalemic paralysis secondary to renal tubular acidosis revealing underlying sjogren's syndrome. Cureus, 2018, 10（8）: e3128.

6. 中华医学会神经病学分会神经遗传学组. 中国肝豆状核变性诊治指南 2021. 中华神经科杂志, 2021, 54（4）: 310-319.

7. 曹海霞, 陈源文, 范建高. 结合临床实践解读肝豆状核变性诊疗指南. 中华肝脏病杂志, 2014, 22（8）: 570-572.

病例提供　肖志华

执笔　王芬芬

第二章 胆胰

006 PCD+PEN 治疗急性重症胰腺炎

📋 病历摘要

患者，男性，32 岁，因"上腹胀痛伴呕吐 3 天"入院。

患者 2019 年 6 月 24 日 22：00 无明显诱因出现上腹胀痛不适，无恶心、呕吐，无畏寒、发热，至当地医院就诊，给予对症治疗（具体不详），症状有所好转；次日午餐后再次出现上述症状，以左上腹为主，呈持续性，伴呕吐，呕吐物为胃内容物，呕吐后疼痛无缓解，无畏寒、发热、胸闷、气促等其他症状，至当地医院就诊，予对症处理后（具体不详），患者腹痛仍无缓解。为求进一步诊治，于 6 月 26 日入我院急诊就诊，急诊完善腹部 CT 提示急性胰腺炎伴腹膜炎，胰周及腹盆腔渗出、积液，胆囊炎。查胰腺功能：淀粉酶 1159.86 U/L，脂肪酶 4703.52 U/L，胰淀粉酶 1224.32 U/L，考虑病情危重，以"急性胰腺炎、腹膜炎"收入住院。患者起病以来精神食欲及睡眠较差，体重无明显变化。

10 余年前有胆囊结石、肾结石病史。

[入院查体]

体温 36.5 ℃，脉搏 152 次/分，呼吸 31 次/分，血压 142/112 mmHg。神志清楚，查体合作，双肺呼吸音粗，未闻及明显干、湿性啰音及胸膜摩擦音，心脏听诊未闻及明显异常，腹部稍膨隆，腹肌紧张，有压痛及反跳痛，以脐周及左侧季肋区为主，Murphy 征（+），肝、脾肋下未触及，肠鸣音减弱，2 次/分，双下肢未见水肿。

[辅助检查]

2019 年 6 月 26 日常规心电图检查：窦性心动过速。血常规 + C 反应蛋白：全血 C 反应蛋白 115.47 mg/L，白细胞 27.65×10⁹/L，血红蛋白 170 g/L，血小板 265×10⁹/L，中性粒细胞百分比 90.2%。电解质：钾 3.48 mmol/L，钠 134.90 mmol/L，总钙 1.89 mmol/L。血脂九项：葡萄糖 7.89 mmol/L。尿淀粉酶 15 777.94 U/L。胰腺功能：淀粉酶 1159.86 U/L，脂肪酶 4703.52 U/L，胰淀粉酶 1224.32 U/L。胸部 + 全腹部 CT（图 6-1）：考虑急性胰腺炎伴腹膜炎，胰周及腹盆腔渗出、积液；胆囊炎；十二指肠乳头区斑点状致密影，结石？；系膜区及腹膜后多发增大淋巴结。两肺炎症伴左侧胸腔少量积液，建议治疗后复查；右肺上、中叶小结节。

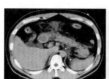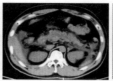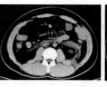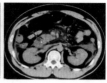

图 6-1 胸部 + 全腹部 CT（2019-06-26）

6月27日常规心电图：①窦性心动过速；②T波改变。血常规 +C 反应蛋白：全血 C 反应蛋白 176.04 mg/L，白细胞 16.46×10⁹/L，血红蛋白 136 g/L，血小板 167×10⁹/L，中性粒细胞百分比 91.1%。尿淀粉酶 6885.10 U/L。胰腺功能：淀粉酶 822.25 U/L，脂肪酶 1409.39 U/L，胰淀粉酶 650.00 U/L。大生化全套：白蛋白 35.66 g/L，总胆红素 32.02 μmol/L，直接胆红素 14.90 μmol/L，谷草转氨酶 41.82 U/L，谷丙转氨酶 166.84 U/L，肌酐 87.88 μmol/L，估算肾小球滤过率 92.69 mL/（min·1.73 m²），总钙 1.70 mmol/L，磷 0.55 mmol/L，镁 0.67 mmol/L，乳酸脱氢酶 275.32 U/L，葡萄糖 9.61 mmol/L。凝血四项 +D- 二聚体：凝血酶原时间 16.2 秒，国际标准化比值 1.43，D- 二聚体 2.43 mg/L FEU，凝血酶原活动度 58.1%。降钙素原 0.70 ng/mL。尿液分析：蛋白质（＋），葡萄糖（＋），隐血（＋＋＋），镜检红细胞（＋＋＋）/HP。

6月28日血常规 +C 反应蛋白：中性粒细胞百分比 83.6%，淋巴细胞百分比 7.4%，白细胞 15.62×10⁹/L，全血 C 反应蛋白 ＞200 mg/L。

6月29日血常规：白细胞 13.40×10⁹/L，血红蛋白 121 g/L，血小板 181×10⁹/L，中性粒细胞百分比 80.4%，淋巴细胞百分比 9.0%。肝功能 Ⅰ（11 项）：总胆红素 26.11 μmol/L，白蛋白 34.18 g/L，直接胆红素 11.28 μmol/L，谷丙转氨酶 57.88 U/L，γ- 谷氨酰基转

笔记

移酶 80.72 U/L。肾功能Ⅰ：尿素 8.16 mmol/L，肌酐 127.72 μmol/L，估算肾小球滤过率 60.21 mL/（min·1.73 m²）。电解质Ⅰ：钠 136.36 mmol/L，总钙 2.05 mmol/L。胰腺功能：脂肪酶 444.94 U/L，胰淀粉酶 125.83 U/L，淀粉酶 125.23 U/L。

7月1日复查胸部 + 全腹部 CT（图 6-2）：急性胰腺炎治疗后复查，对比 6 月 26 日 CT 示胰周渗出、积液略增多；肝周积液减少；余腹水变化不大；系膜区及腹膜后多发增大淋巴结。两肺背侧实变，较前明显增多；双肺散在少量渗出、炎症；左侧少量胸腔积液；右肺上、中叶小结节。

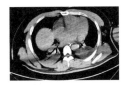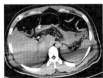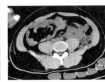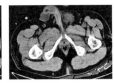

图 6-2　胸部 + 全腹部 CT（2019-07-01）

7月6日全腹 CT 增强（图 6-3）：急性胰腺炎并胰周渗出、积液，左侧腹膜后、腹股沟区大片积液，左侧腹股沟疝（部分渗出积液疝入左侧阴囊）。系膜根部、腹膜后多发增大淋巴结。肝门部钙化淋巴结，左侧阴囊鞘膜积液。盆腔左侧及左侧腹股沟区大片液性密度，呈流注状改变，局部疝入左侧阴囊，边缘线状强化。

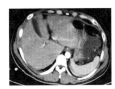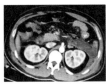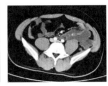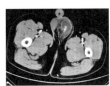

图 6-3　全腹 CT 增强（2019-07-06）

7月25日血常规 +C 反应蛋白：C 反应蛋白 5.31 mg/L，白细胞 5.11×10^9/L，红细胞 3.05×10^{12}/L，血红蛋白 95 g/L，中性粒细

胞百分比 57.5%。小生化、凝血四项未见明显异常。

8月7日全腹 CT 增强（图 6-4）：胰腺炎并胰周积液、包裹引流后改变，与 7 月 26 日 CT 片对比未见明显改变：包裹积液部分吸收。

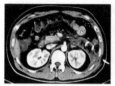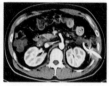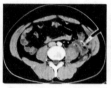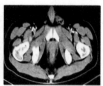

图 6-4　全腹 CT 增强（2019-08-07）

12月29日上腹部 CT 平扫（图 6-5）：胰腺炎治疗后复查，与 11 月 24 日 CT 片比较示胰腺周围渗出、积液有所吸收。脾稍大；左侧肾上腺稍增粗，需结合临床。

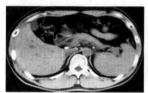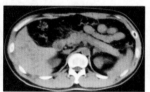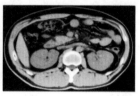

图 6-5　上腹部 CT 平扫（2019-12-29）

[治疗过程]

结合患者临床症状、体征及检查结果，初步诊断"急性胆源性胰腺炎（中度重型）"；入院后予置入鼻胆管持续引流胆汁解除胆道梗阻、乌司他丁等蛋白酶抑制剂抑制胰酶活性稳定溶酶体膜、醋酸奥曲肽等生长抑素类似物抑制胰腺外分泌、泮托拉唑抑酸护胃、头孢噻肟钠＋奥硝唑联合覆盖革兰阴性杆菌及厌氧菌、大量补液及纠正电解质紊乱等治疗，但患者症状无明显缓解，腹胀加重，阴囊部肿胀明显。6 月 28 日 18：00 左右出现呼吸困难、血氧饱和度下降（80% ～ 90%），立即给予气管插管呼吸机辅助呼吸，后患者持续出现发热、心率快、呼吸急促，腹胀明显，肠鸣音减弱甚至消失，腹腔压力较高（膀胱压 28 cmH$_2$O），血象高，遂升级抗生素，换用注射用亚胺培南西司他丁钠（1 g，1 次 /8 小时）抗感染，患者体温仍未下降，阴囊部胀痛明显，左上中腹有明显压痛及反跳痛。此时考虑患者合并急性呼吸窘迫综合征（acute respiratory distress syndrome，ARDS）、胰周液体积聚、感染性坏死合并感染，抗生素治疗效果不佳，加上患者阴囊肿胀症状明显，大量胰腺周围渗出积液及疝入左侧阴囊，导致腹股沟疝，泌尿外科、胃肠外科会诊暂无手术指征。我科于 7 月 10 日在 CT 引导下行经皮胰周囊肿穿刺引流术，左下腹引流管持续盐水冲洗，同时负压吸引引流液，保持患者盐水冲洗量与负压吸引引流量大致持平（图 6-6）。左上腹留置一根引流管持续引流，并分别于 7 月 26 日、7 月 31 日、8 月 14 日在内镜下行胰腺坏死组织清除术（图 6-7），10 月 16 日复查全腹 CT 增强提示胰腺周围坏死及渗出较前较少。12 月 29 日复查上腹部 CT 提示患者胰腺周围渗出基本吸收，血常规、炎症指标、生化指标均大致正常。

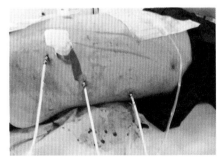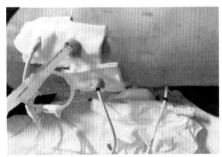

图 6-6　腹腔引流管引流，坏死物质持续冲洗，负压引流

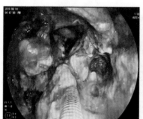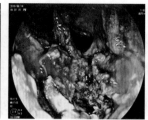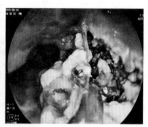

图 6-7　内镜下胰腺坏死物质清除术

［出院诊断］

①急性胰腺炎（重症、胆源性）；②急性呼吸窘迫综合征；③全身炎症反应综合征；④腹腔内高压；⑤肝功能不全；⑥肾功能不全；⑦胆囊炎；⑧低蛋白血症；⑨低钙血症；⑩胸腔积液；⑪左单侧腹股沟疝；⑫阴囊积液；⑬亚临床甲状腺功能亢进。

［随诊］

患者于 11 月 13 日拔出腹腔引流管，12 月 29 日复查腹部 CT 提示胰腺周围渗出基本吸收，生化指标均正常。

病例分析

急性胰腺炎（acute pancreatitis，AP）是消化系统常见的危重疾病，发病率逐年升高。AP 的总死亡率约为 5%，重症急性胰腺炎（severe acute pancreatitis，SAP）患者病死率仍较高，已成为严重危及我国人民健康和生命的重大疾病之一。危重急性胰腺炎（critical acute pancreatitis，CAP）由 SAP 的定义衍生而来，伴有持续的器官功能衰竭和胰腺 / 全身感染，病死率极高。

AP 的完整诊断应包括 AP 分类、病因和全身 / 局部并发症。

1. 诊断标准：①急性、突发、持续、剧烈的上腹部疼痛，可

笔记

向背部放射；②血清淀粉酶和（或）脂肪酶活性至少高于正常上限值 3 倍；③ CT 增强 /MRI 呈 AP 典型影像学改变（胰腺水肿或胰周渗出积液）。临床上符合上述 3 项标准中的 2 项，即可诊断为 AP。

2. 分类诊断：①轻症 AP：符合 AP 诊断标准，不伴有器官功能衰竭及局部或全身并发症。②中度重症 AP：伴有一过性的器官衰竭（48 小时内可以恢复），或伴有局部 / 全身并发症；其中局部并发症包括急性液体积聚、急性坏死物积聚、胰腺假性囊肿、包裹性坏死和感染性胰腺坏死。全身并发症包括全身炎症反应综合征、器官功能衰竭、脓毒症、腹腔内高压 / 腹腔间隔室综合征和胰性脑病。③重症 AP：伴有持续（ > 48 小时）的器官功能衰竭，改良 Marshall 评分 ≥ 2 分。APACHE Ⅱ、BISAP、JSS、MCTSI 等评分系统也有助于判断 AP 的病情严重程度。

3. 病因诊断：包括胆源性 AP、酒精性 AP、高甘油三酯血症性 AP、PEP 等。

4. 治疗方面：轻症 AP 的治疗以禁食、抑酸、抑酶及补液治疗为主，补液只要补充每天的生理需要量即可，一般不需要进行肠内营养。对于中度重症 AP 及 SAP 需要采取器官功能维护、应用抑制胰腺外分泌和胰酶的抑制剂、早期肠内营养、合理使用抗菌药物、处理局部及全身并发症、镇痛等措施。

（1）局部并发症的处理

APFC 可待胰腺假性囊肿形成后（一般 > 6 周）、有症状时行进阶式微创引流或清除术。没有感染征象的部分 APFC 和 ANC 可在发病后数周内自行消失，无须干预，仅在合并感染时才有穿刺引流的指征。部分无症状假性囊肿及 WON 可自行吸收。

有感染征象的患者可先予广谱抗菌药物抗感染，根据穿刺液培养结果选择针对性抗菌药物。坏死伴感染是坏死组织清除术治疗的指征，首先选择 CT 引导下经皮穿刺置管引流术（percutaneous catheter drainage，PCD）或内镜超声经胃、十二指肠穿刺支架引流，然后在 PCD 基础上选择经皮内镜下坏死组织清除术（percutaneous endoscopic necrosectomy，PEN），在内镜超声经胃、十二指肠穿刺支架引流基础上行内镜直视下坏死组织清除术和以外科腹腔镜为基础的视频辅助腹腔镜下清创术等多种方式，可减轻胰周液体积聚及压力。

（2）全身并发症的治疗

①呼吸机辅助通气：SAP 发生急性肺损伤时应给予鼻导管或面罩吸氧，维持氧饱和度在95%以上，动态监测患者血气分析结果。当进展至 ARDS 时，应加强监护，及时采用机械通气呼吸机支持治疗。

②腹腔间隔室综合征的处理：腹腔间隔室综合征的死亡率极高。对于存在过度补液情况、合并肾衰竭及 CT 可见腹腔大量渗出积液的 AP 患者，建议持续监测腹腔内压（intra abdominal pressure，IAP）。当 IAP 持续或反复≥12 mmHg 时，推荐采取非手术治疗，包括胃肠减压、腹内减压（引流腹水）、改善腹壁的顺应性、适量地补液以及控制循环容量、改善肠道功能，目标是将 IAP 维持在 < 15 mmHg。经积极的非手术干预治疗后，对于 IAP 仍 > 20 mmHg 的患者，如同时存在其他器官功能障碍和衰竭风险，应采取更积极的外科干预治疗，直至剖腹手术减压。

③针对早期全身炎症反应综合征的治疗：因单一靶向药物治疗效果欠佳，SAP腹腔灌洗联合腹透虽有一定效果，但有较大的腹腔出血及感染扩散风险。

温志立教授点评

本病例患者主要表现为急性、剧烈上腹痛，伴呕吐；血清淀粉酶和脂肪酶活性远高出正常上限值3倍；全腹CT增强提示急性胰腺炎伴腹膜炎，胰周及腹盆腔渗出、积液；其提示伴有局部并发症；病因方面，患者发病前无暴饮、暴食及大量饮酒，既往无高脂血症病史，但有胆囊结石病史；CT提示十二指肠乳头区见斑点状致密影，考虑结石；故考虑胆源性AP。根据2019年中国AP诊治指南的诊断标准，患者入院时诊断应为急性胰腺炎（中度重症，胆源性）、急性胰周液体聚集；但值得注意的是，AP的分类会随着疾病的演变而改变；该患者在入院后，接受积极的对症支持治疗，但病情急转直下，相继出现ARDS、全身炎症反应综合征及腹腔高压这三种AP全身并发症；此时患者进展为SAP，故最终出院诊断修正为急性胰腺炎（重症，胆源性）、ARDS、全身炎症反应综合征、腹腔高压、急性胰周液体聚集。

治疗上先行内镜下鼻胆管置管引流术解除梗阻，引流出大量胆汁，腹痛亦有所缓解，并予积极的对症支持治疗；但患者症状无明显缓解，腹胀加重，阴囊开始肿胀，随后出现呼吸困难、血氧饱和度下降等ARDS表现，以及腹腔高压症状。先后给予气管插管呼吸机辅助通气，升级抗生素加强抗感染治疗后；患者呼吸困难得到改善，但仍有发热及阴囊胀痛，彩超提示大量渗出液积聚，睾丸及附睾血流丰富，无缺血表现，排除睾丸扭转可能，予以抬高阴囊、外敷黄柏液等治疗，阴囊胀痛仍无缓解，疝内容物不断增加，复查 CT 提示胰腺周围坏死物质及渗出不断增加；综合考虑患者存在急性胰周液体积聚合并感染坏死，根据 AP 诊治指南的治疗原则，最终选择 CT 引导下 PCD，然后在 PCD 基础上选择经皮内镜坏死组织清除术（引流及清除大量的坏死物质）术后患者体温逐渐下降，腹胀及阴囊肿胀明显好转，炎症指标下降至正常，复查全腹 CT 增强示胰腺炎并胰周积液、包裹引流后改变，胰腺周围渗出坏死明显吸收；并于 PCD 及 PEN 术后 4 月余拔出腹腔引流管及负压吸引管，拔管后 1 月余复查上腹部 CT 提示胰腺周围渗出、积液基本吸收。治疗效果显著有效，最终该患者经过 6 个月左右的诊治，获得痊愈。

随着微创外科技术的迅猛发展，胰腺清创技术已由过去"大开刀、大清创"的开放模式转变为"小切口、逐级清创"的微创模式。微创模式以小创伤、快速康复、控制感染原为核心，而开放模式则以全面彻底清除胰腺和胰周坏死组织为核心。美国胃肠病协会建议将内镜下经壁引流术作为胰腺包裹性坏死的首选方法，若内镜下引流效果不佳，可采用经皮内镜坏死组织清除术。而经皮内镜坏死组织清除术操作难度较大，对患者选择性和内镜医师经验丰富性方面的要求相对比较高，省内能开展此技术的三级甲等医院并不多。

综上，在治疗 SAP 时应依据患者的病因、病情及患者自身状况，以内科综合治疗为基础，早期防治全身炎性反应，后期预防感染，合理选择个体化治疗方案，以最大化降低临床病死率，提高临床治疗效果。

参考文献

1. 中华医学会消化病学分会胰腺疾病学组，中华胰腺病杂志编委会，中华消化杂志编委会. 中国急性胰腺炎诊治指南（2019 年，沈阳）. 临床肝胆病杂志，2019，35（12）：2706-2711.

2. 孙永康，唐才喜，赵志坚. 感染性胰腺坏死精准化坏死组织清除术的现状与思考. 肝胆胰外科杂志，2021，33（8）：449-453.

3. VAN SANTVOORT H C，BESSELINK M G，BAKKER O J，et al. A step-up approach or open necrosectomy for necrotizing pancreatitis. N Engl J Med，2010，362（16）：1491-1502.

病例提供　方素芬　章诺贝

执笔　王芬芬

007 EUS 引导下经胃穿刺跨壁引流治疗胰腺巨大假性囊肿

病历摘要

患者，女性，65 岁，因"上腹痛 20 余天，呕吐 1 天"于 2019 年 12 月 20 日入院。

患者 20 余天前无明显诱因突发上腹疼痛，呈持续性隐痛，伴腹胀、恶心、呕吐，呕吐物为胃内容物，无腹泻、便秘、畏寒、发热，立即就诊于当地县医院，腹部彩超提示急性胰腺炎、胆囊结石，予对症治疗后（具体不详），症状无明显缓解，遂至当地市人民医院，于 11 月 30 日行胸部及中上腹部 CT 检查，诊断：①双侧胸腔积液；②胰腺炎；③胆囊增大；④腹水。予抑酸、抗感染、抑酶等治疗后症状好转，无腹痛、恶心、呕吐。12 月 20 日进食少量面食后，再次出现腹痛，伴恶心、呕吐，呕吐物为胃内容物，就诊于我院急诊科，查胰腺功能：淀粉酶 241.08 U/L，脂肪酶 311.55 U/L，胰淀粉酶 229.65 U/L；胸腹部 CT 平扫：胰腺炎（出血、坏死）并腹膜炎、腹腔少量积液；胰腺钩突区低密度影，建议增强；肝右叶钙化灶；胆囊炎改变；两肺胸膜下渗出、实变，双侧胸腔积液。以"急性胰腺炎"收入我科住院。患者自发病以来精神、睡眠、饮食欠佳，大小便正常，体重无明显变化。

患者身体健康情况一般。否认慢性疾病史，否认烟酒不良嗜好。否认家族及遗传病史。

［入院查体］

体温37.1 ℃，脉搏104次/分，呼吸25次/分，血压131/83 mmHg。表情自然，轻度贫血貌，自主体位。神志清楚，查体合作，皮肤黏膜无黄染，双肺呼吸音粗，未闻及明显干性、湿性啰音，心律齐，未闻及明显杂音。腹部稍膨隆，腹肌软，上腹部有压痛，无反跳痛，肝、脾肋下未触及，Murphy 征（−），麦氏点无压痛。肝区、双肾区无叩击痛，移动性浊音（−），肠鸣音4次/分。双下肢无水肿。

［辅助检查］

2019 年 12 月 23 日胃镜（图 7-1）：胃外压性隆起性病变，食管及胃底未见曲张静脉，并行经内镜下鼻空肠置管术。

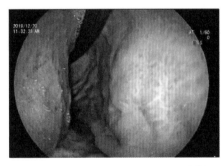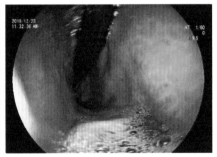

图 7-1　胃镜

12 月 24 日胸部 CT 平扫＋上腹部 CT 增强扫描（图 7-2）：出血坏死性胰腺炎复查，与12月20日CT比较示胰腺区包裹性积液、积血大小变化不明显，内出血吸收变淡。（原钩突区囊性灶与坏死性液体沟通）脾静脉显示不清。门脉受压变窄。肝右叶小囊肿及钙化灶。两肺背侧胸膜下渗出实变、少量胸腔积液，较前无明显变化。腹腔、盆腔少量积液，较前变化不大。

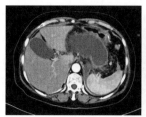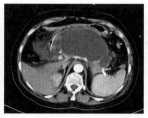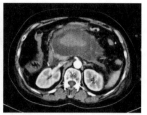

图 7-2　术前胸部 CT 平扫 + 上腹部 CT 增强扫描（2019-12-24）

12 月 25 日①血常规 +C 反应蛋白：全血 C 反应蛋白 142.54 mg/L，红细胞 2.87×10^{12}/L，血红蛋白 85 g/L，血小板 360×10^9/L，中性粒细胞百分比 39.7%，淋巴细胞百分比 49.1%。②肝功能：白蛋白 28.08 g/L，总胆红素 7.93 μmol/L，谷草转氨酶 30.86 U/L，谷丙转氨酶 7.97 U/L。③胰腺功能：淀粉酶 138.17 U/L，脂肪酶 313.06 U/L，胰淀粉酶 62.72 U/L。④乙肝六项、输血四项、肾功能、电解质未见明显异常。

［治疗过程］

给予抑酸护胃、抑酶、抗感染、营养支持、抗凝等治疗。12 月 23 日行内镜下鼻空肠置管术，并给予肠内营养支持治疗。2019 年 12 月 30 日在介入室全身麻醉下行经胃假性囊肿双猪尾支架引流术，内镜下见胃体中部后壁明显向腔内隆起。超声下见胰腺体部巨大液性暗区，内有少许絮状高回声，与胃后壁紧贴，无法探及全貌（图 7-3）。遂行超声内镜引导下经胃胰腺囊肿穿刺 + 支架植入引流术。

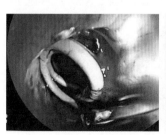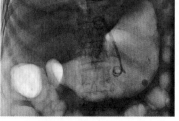

图 7-3　经胃胰腺假性囊肿双猪尾支架引流术

术毕进行穿刺液送检。常规检查（穿刺液）：混浊，黑色，无凝块，红细胞 $500 \times 10^6/L$，白细胞 $15 \times 10^6/L$，李凡他试验阳性。生化检验（穿刺液）：白蛋白 4.71 g/L，乳酸脱氢酶 92.80 U/L，葡萄糖 5.30 mmol/L，淀粉酶 10 145.55 U/L，腺苷酸脱氨酶 25.44 U/L。肿瘤四项（穿刺液）：铁蛋白 > 1650.0 ng/mL，CA199 > 700.00 U/mL。淀粉酶（穿刺液）：10 140.16 U/L。

患者术后第 2 天开始恢复饮食，无恶心、呕吐、腹胀等不适。术后复查生化指标。

2019 年 12 月 31 日胰腺功能：淀粉酶 102.42 U/L，脂肪酶 45.54 U/L，胰淀粉酶 25.50 U/L。

2020 年 1 月 4 日血常规 +C 反应蛋白：全血 C 反应蛋白 39.39 mg/L，红细胞 $3.10 \times 10^{12}/L$，血红蛋白 90 g/L，血小板 $343 \times 10^9/L$，中性粒细胞百分比 37.2%。肝功能：白蛋白 28.70 g/L，肾功能、电解质正常。上腹部 CT 平扫（图 7-4）：胰腺炎术后，胰腺区见不规则致密影及置管影，胰腺炎术后改变，随访复查，胰周渗出。胸部 CT 平扫：左侧胸腔少量积液并两肺下叶实变。

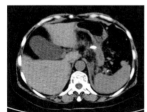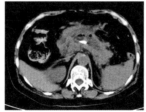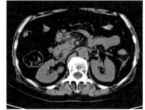

图 7-4　术后上腹部 CT 平扫（2020-01-04）

[出院诊断]

①急性出血坏死性胰腺炎；②胰腺囊肿；③肺部感染；④中度贫血；⑤低蛋白血症；⑥胆囊炎；⑦低钾血症；⑧胸腔积液。

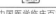

[随诊]

患者出院 1 个月后返院行内镜下支架取出术，术后恢复正常饮食，无腹痛、腹胀，无恶心、呕吐等不适。

病例分析

胰腺假性囊肿（pancreatic pseudocyst，PPC）是胰腺炎的常见并发症，在急 / 慢性胰腺炎、胰腺损伤、胰腺术后，由血液、胰液外渗及胰腺自身消化导致坏死组织物质聚集，不能完全吸收，刺激周围组织器官的腹膜产生炎症及纤维组织增生。囊肿的内壁为一层纤维性囊壁，并无上皮覆盖，故称为假性囊肿，囊肿形成时间一般在 2 周以上，产生较完整的纤维性囊壁需 6 周以上。

1. 临床表现：在胰腺炎病程中，囊肿形成可引起饱胀感，囊肿炎症可引起持续性腹痛，可累及腰、背、季肋区，囊内感染可引起寒战、发热。压迫胃及十二指肠可引起上腹部不适、恶心、呕吐。胰头部假性囊肿压迫胆总管下端可引起黄疸。长期炎症消耗引起消瘦和体重下降等。

2. 诊断：①CT 增强是胰腺假性囊肿诊断治疗中必不可少的辅助检查，能清晰地显示胰腺假性囊肿的位置、大小、囊壁的完整性、是否有坏死及坏死程度。②腹部彩超是一种简便且无创的方法。③超声内镜可观察到毗邻胃壁的囊肿。

3. 治疗：大部分胰腺假性囊肿可在 6 周内自行吸收，不需要治疗，约 25% 的假性囊肿有症状或继发感染时才需进行干预。

目前认为治疗胰腺假性囊肿绝对指征有：①囊内感染、出血、

笔记

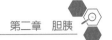

胃肠道出血；②胰胸瘘增加急性呼吸窘迫综合征的风险；③有胃肠道压迫症状，如厌食症、体重减轻、腹胀、恶心、呕吐；④压迫大血管造成缺血性疼痛、肠道蠕动受影响、血清乳酸浓度升高，或影像学显示血管受压；⑤压迫胆道造成胆道狭窄或胆汁淤积。

相对适应证：囊肿直径大于 4 cm、形成时间超过 6 周；其形态大小不变或变大。当影像学显示囊肿不断增大，或新近出现难以忍受的腹部症状时，即使囊肿很小，也需尽快进行处理。

目前治疗 PPC 最常用的方法有以下几种。①经皮穿刺置管引流，B 超或 CT 引导下的 PCD 适用于靠近腹壁的囊肿，操作简便、创伤小。②手术治疗，包括开腹和腹腔镜手术，手术方式包括囊肿 – 胃吻合术、囊肿十二指肠吻合术及囊肿 – 空肠吻合术、胰腺远端切除等。手术成功率高，但术后患者恢复较慢，易发生切口感染、腹膜炎、肠梗阻等严重并发症。③内镜引流（endoscopic drainage，ED），包括经十二指肠乳头置管引流、透壁（胃壁或十二指肠壁）引流，或两者联合治疗。ED 现已被广泛接受，并逐渐取代手术成为 PPC 的一线治疗方法。与手术和 PCD 相比，ED 有多种优势：可经微创放置多个引流管，可经鼻囊管冲洗囊腔及直接内镜下行坏死切除术，侵入性小，恢复时间短，成本低，并发症发生率低，成功率高。研究表明，PPC 的 ED 和手术引流在成功率、不良事件和复发率方面无显著差异，且内镜组患者住院时间短，治疗费用较低。ED 主要是建立囊肿与消化道之间的内引流通道，目前有内镜下经乳头引流及跨壁（胃壁或十二指肠壁）引流 2 种，后者又可分为 EUS 引导或非 EUS 引导。内镜下经十二指肠乳头引流（transpapillary drainage，TPD），通过在主胰管内置入支架恢复胰管的连续性，支架可以直接插入到胰腺假性囊肿内达到引流的目的。跨壁引流（经胃或十二指肠壁）主要适用于囊-腔距离小于 1 cm，且壁厚在 0.5 ～ 1 cm 的成熟 PPC，在这个范围内囊壁易于穿透又足够稳定。若囊液黏稠或伴感染，可置入鼻囊肿引流管方便冲洗囊腔。目前新型大直径、自膨式、杠铃形支架系统——AXIOS stent 等新型腔内金属支架已取得满意效果，其优势在于可以有效防止支架滑脱移位。近年来，EUS 技术不断发展，已运用到跨壁内镜引流中，非 EUS 引导与 EUS 引导可互补选择：前者适合于治疗与胃十二指肠壁贴近并引起胃肠道壁隆起的囊肿，内镜下隆起是先决条件；而后者适合于治疗胰尾囊肿或无隆起的囊肿。但两者在成功率和并发症发生率方面并无显著差异。

温志立教授点评

本病例患者在急性胰腺炎发作 3 周后，再发腹痛、恶心、呕吐，CT 增强提示胰腺区包裹性积液，结合患者病史、症状、体征及辅助检查，急性胰腺炎并发胰腺假性囊肿诊断明确。患者有胃肠道压迫症状，囊内出血，影像学提示血管受压，有治疗的绝对指征。因患者囊肿的部位紧贴胃壁，内镜下透壁引流作为首选，不仅创伤小，减轻患者痛苦，而且缩短住院治疗时间，减少治疗费用。我们为患者实施了全身麻醉下超声内镜引导下经胃胰腺假性囊肿双猪尾支架引流术，术后送检穿刺液协助诊治。术后第 2 天患者腹胀、呕吐症状明显改善，第 4 天复查 CT 提示囊肿吸收，且未出现并发症。

笔记

PPC 是由非上皮性纤维结缔组织包膜包裹的液体积聚，是重症急性胰腺炎后期常见的局部并发症之一。多数患者无临床症状，保守治疗可自行缓解消失，但也可进行性发展，伴严重并发症。对高危患者应密切随访，及时给予引流、介入等针对性治疗，以降低患者后期的死亡风险。近年来，微创技术的不断发展，使内镜下的介入治疗逐步替代外科手术，但 PPC 的治疗方式仍以个体化治疗为主。

参考文献

1. 谭蕾，高青. 重症急性胰腺炎合并胰腺假性囊肿的诊治研究进展. 现代医药卫生，2021，37（16）：2772-2775.

2. GE P S，WEIZMANN M，WATSON R R. Pancreatic pseudocysts：advances in endoscopic management. Gastroenterol Clin North Am，2016，45（1）：9-27.

3. SHAH R J，SHAH J N，WAXMAN I，et al. Safety and efficacy of endoscopic ultrasound-guided drainage of pancreatic fluid collections with lumen-apposing covered self-expanding metal stents. Clin Gastroenterol Hepatol，2015，13（4）：747-752.

4. FARIAS G F，BERNARDO W M，DE MOURA D T，et al. Endoscopic versus surgical treatment for pancreatic pseudocysts：systematic review and meta-analysis. Medicine（Baltimore），2019，98（8）：e14255.

5. AGHDASSI A，SIMON P，PICKARTZ T，et al. Endoscopic management of complications of acute pancreatitis：an update on the field. Expert Rev Gastroenterol Hepatol，2018，12（12）：1207-1218.

6. GIOVANNINI M. Endoscopic ultrasound-guided drainage of pancreatic fluid collections. Gastrointest Endosc Clin N Am，2018，28（2）：157-169.

7. GUENTHER L，HARDT P D，COLLET P. Review of current therapy of pancreatic pseudocysts. Z Gastroenterol，2015，53（2）：125-135.

病例提供　谢如意　谢正元

执笔　王芬芬

008 胰管支架引流治疗与胰管相通的胰腺假性囊肿

病历摘要

患者，男性，42岁，因"反复上腹部胀痛不适6月余"入院。

患者2019年3月无明显诱因出现上腹部胀痛，呈持续性，向腰背部放射，伴恶心、呕吐，呕吐物为胃内容物，呕吐后腹痛无明显缓解，至当地医院就诊，完善相关检查后诊断为急性胰腺炎、胆囊结石，给予对症支持治疗后（具体不详），患者腹痛好转出院；9月25日再次至当地医院行胆囊切除手术，此后患者仍反复发作上腹胀痛，进食后明显，无恶心、呕吐；12月16日再次至当地医院就诊，行胸部及全腹部CT平扫示急性胰腺炎并胰头、胰体部假性囊肿形成，门静脉高压，拟行内镜下胰管支架置入术，但因幽门变形，手术失败。为求进一步治疗至我院就诊，门诊以"胰腺囊肿"收住入院。患者起病以来精神、食欲及睡眠一般，大便稍干结，次数少，小便正常，体重减轻约5 kg。

胆囊结石病史3年，2019年9月行胆囊切除术。否认其他病史。

[入院查体]

体温36.5 ℃，脉搏81次/分，呼吸20次/分，血压155/112 mmHg。神志清楚，全身皮肤、巩膜无黄染，双肺呼吸音清，无杂音，心律齐，无杂音，腹平软，未见胃肠型及蠕动波，上腹部轻度压痛，无反跳痛，未触及明显肿块，肠鸣音 3 次 / 分，移动性浊音（−），下肢无水肿。

[辅助检查]

2019 年 12 月 19 日血常规 +C 反应蛋白：血红蛋白 126 g/L，余大致正常。肾功能：尿酸 499.51 μmol/L，余大致正常。D- 二聚体：2.91 mg/L FEU。肝功能：间接胆红素 20.01 μmol/L、总胆红素 23.13 μmol/L，余大致正常。血脂九项：甘油三酯 1.85 mmol/L。胰腺功能：淀粉酶 141.05 U/L、脂肪酶正常。凝血四项、电解质、输血四项、肌酶谱、心肌梗死三项、乙肝六项、糖化血红蛋白、肿瘤三项 +PSA 均大致正常。常规心电图检查十二通道：窦性心律，逆钟向转位。

12 月 20 日全腹 CT 平扫 + 增强扫描（图 8-1）：考虑胰腺炎伴胰头体部与肝门区、右膈肌脚旁多发假性囊肿形成，胰周及右上腹网膜区渗出、积液，胰源性门静脉高压伴侧支静脉开放、肠系膜上静脉血栓；幽门管壁增厚伴异常强化、管腔变窄，拟为炎性改变可能，需结合胃镜检查，小肠腔节段性积液，胆囊术后缺如，胆囊窝区积液；右肾结石，前列腺钙化灶，盆腔少许积液。

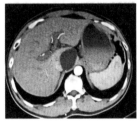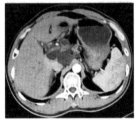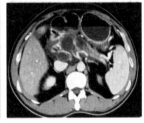

图 8-1　术前全腹 CT 平扫 + 增强扫描（2019-12-20）

[治疗过程]

入院后予抗感染、抑酶、抑酸护胃、补液等对症支持治疗，

75

2019 年 12 月 31 日在全身麻醉下行内镜下胰管支架置入术，术中内镜逆行胰胆管造影（endoscopic retrograde cholangiopancreatography，ERCP）：头部胰管狭窄，体尾部胰管重度扩张且与胰腺囊肿巨大囊腔相通。放置 5 Fr×7 cm 单猪尾形塑料支架于主胰管；术后患者生命体征平稳，无明显腹痛、恶心、呕吐等症状。2020 年 1 月 6 日患者出现高热，体温最高达 40 ℃，伴上腹部压痛、反跳痛，腹肌软，降钙素原稍高，考虑合并感染，给予注射用亚胺培南西司他丁钠升级抗感染治疗后，患者腹痛好转，体温及生化指标均恢复正常。2020 年 1 月 8 日复查全腹 CT 扫描＋增强扫描提示胰腺炎术后改变，与 2019 年 12 月 20 日 CT 比较，胰头体部与肝门区、右膈肌脚旁多发假性囊肿明显缩小，胰周及右上腹网膜区渗出、积液略有吸收；门脉及侧支开放、幽门管壁增厚情况无明显变化；右肾结石；前列腺钙化灶；盆腔少许积液（图8-2）。患者临床症状的改善、实验室及影像学检查的好转，提示治疗有效，患者于 2020 年 1 月 11 日好转出院。

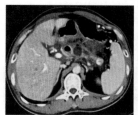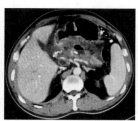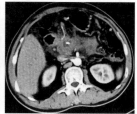

图 8-2　术后 1 周复查全腹 CT 平扫＋增强扫描（2020-01-08）

［出院诊断］

①急性胰腺炎（胆源性）；②胰腺假性囊肿；③胰源性门静脉高压；④肠系膜上静脉血栓；⑤腹膜炎；⑥脾功能亢进；⑦右肾结石。

病例分析

急性胰腺炎的局部并发症包括急性胰周液体积聚（acute peripancreatic fluid collection，APFC）、急性坏死物积聚（acute necrotic collection，ANC）、胰腺假性囊肿（pancreatic pseudo cyst，PPC）、包裹性坏死（walled-off necrosis，WON）和感染性胰腺坏死（infected pancreatic necrosis，IPN），均可为无菌性或感染性。先前提出的"胰腺脓肿"定义为"局部积聚的无明显坏死组织的脓性物质"，但这种情况极为罕见。为避免混淆，目前的局部并发症不推荐采用"胰腺脓肿"这一术语。

APFC 可待胰腺假性囊肿形成后（一般 > 6 周）、有症状时行进阶式微创引流或清除术。没有感染征象的部分 APFC 和 ANC 可在发病后数周内自行消失，无须干预，仅在合并感染时才有穿刺引流的指征。部分无症状假性囊肿及 WON 可自行吸收。对于有症状或合并感染、直径 > 6 cm 的假性囊肿可施行微创引流治疗。在引流之前需针对性选择 CT 增强、MRI、MRCP、EUS 等排除囊性肿瘤、假性动脉瘤、肠憩室及非炎症性的液体积聚等情况。

2002 年 Nealon 等根据 ERCP 下显示的假性囊肿与胰管的解剖关系，将其分为 7 型（急性胰腺炎：Ⅰ～Ⅴ型，慢性胰腺炎：Ⅵ～Ⅶ型）。Ⅰ型：胰管结构正常，与囊肿无交通；Ⅱ型：胰管结构正常，与囊肿有交通；Ⅲ型：胰管狭窄，与囊肿无交通；Ⅳ型：胰管狭窄，与囊肿有交通；Ⅴ型：胰管完全阻塞；Ⅵ型：慢性胰腺炎，胰管与囊肿无交通；Ⅶ型：慢性胰腺炎，胰管与囊肿交通。具体分型对治疗方式的选择具有较大的帮助。随着近年来内镜技术和

笔记

微创手术技术的发展，PPC 的治疗方式逐渐向个体化、微创化、多学科合作的方向发展。临床新技术的诞生为临床医师提供了更多治疗手段，如何选择合适的治疗方案便成了值得探讨的问题。目前 PPC 治疗方式有 4 种。①保守治疗：主要为观察随访、营养支持和对症治疗。②外科手术：是胰腺假性囊肿治疗的传统手段，因具有适应证宽、引流彻底、可以活检确定病变性质等优势，目前仍在 PPC 的治疗中占有重要的地位。对于内镜和介入治疗失败或存在禁忌证，如胃周静脉曲张、多发性或复杂性假性囊肿、主胰管狭窄或断裂，手术治疗成功率更高。对于囊肿出现出血、感染、破裂等并发症，怀疑 PPC 或合并实性肿瘤，手术更是首选方案。③经皮穿刺置管引流（PCD）：在超声或 CT 下进行，在穿刺针及导丝引导下，经腹壁或腹膜后通路，根据需要放置一根或多根 7～12 F 的猪尾巴引流管，操作简便、创伤小。PCD 的主要并发症为出血、感染、导管移位或堵塞、肠瘘等。有研究显示 PCD 的失败率、复发率和并发症发生率均高于内镜下引流，因此 PCD 仅适用于无法耐受或者没有条件开展内镜治疗的情况。④内镜下引流：随着内镜技术的发展和成熟，更多的囊肿内引流器械和支架等耗材应用于临床，通过内镜行 PPC 引流的成功率明显提高，有望成为 PPC 的一线治疗方案。内镜下引流主要通过 2 条途径进行：经十二指肠乳头引流（TPD）和经胃 / 十二指肠壁引流（TMD）。TPD 是在 ERCP 操作时，将导丝置入主胰管，并通过胰管狭窄处，对狭窄的胰管进行气囊扩张，然后沿导丝置入 5～7 F 塑料胰管支架。胰管支架适用于与主胰管相通的 PPC，这类假性囊肿通常合并胰管狭窄或结石，在胰管狭窄处置入支架，可以引流主胰管及假性囊肿内液体，如果能将支架置入假性囊肿内，引流效果会更好。主要的并发症有短时的胰腺炎、支架移位与脱落。TMD 是在 PPC 与胃肠消化道之间建立一条通路，其本质是内镜下囊肿胃 / 十二指肠吻合术；适用于紧贴于胃壁或十二指肠壁的 PPC，通常要求假性囊肿与胃肠壁之间的距离 < 1 cm，并且要避开血管。TMD 的并发症是出血、感染、支架移位和包埋，其中支架包埋是新型双蘑菇头金属支架（lumen-apposing metal stent，LAMS）的特殊并发症，因此建议支架置入 4 ～ 8 周要将支架取出。

温志立教授点评

结合患者症状、体征、既往胰腺炎病史及影像学检查，本病例不难被诊断为 PPC；虽然胰腺囊肿未合并明显感染，但因囊肿较大、较多均压迫脾静脉、门静脉，导致胰源性门静脉高压，长期压迫可导致食管 – 胃底静脉曲张等并发症，所以必须采取有效的干预措施治疗。目前，可以选择的干预措施包括外科手术，PCD 及内镜下引流等多种方式，均可以达到减轻胰周液体积聚及压力的目的。我们综合患者的意愿、一般情况、病变部位、操作器械及条件等多种因素，多学科（肝胆外科、我科、影像科）讨论，以及考虑到患者的胰腺假性囊肿是 Ⅳ 型（胰管有狭窄，与囊肿相通）这一点，最终认为 TPD 为最佳手术方式，即在 ERCP 操作下，进行胰管塑料支架的放置，以进行主胰管和假性囊肿的引流。因患者幽门存在炎性狭窄增厚，手术存在一定困难，当地医院即因幽门狭窄导致操作失败，我们在多次尝试后顺利通过狭窄的幽门，并成功放置胰管支架，患者行内镜下胰管支架引流术后1周，复查影像提示胰腺周围囊肿明显缩小，症状明显缓解，提示治疗有效，但需进一步随访了解门脉受压缓解的情况，以了解远期疗效。此病例与上一个病例均为PPC的内镜下治疗，2个病例的操作医师分别根据囊—腔的距离、主胰管是否狭窄、与囊肿是否相通等情况，给予个体化的手术治疗，均取得良好的治疗效果。

PPC的临床诊治仍存在一定的困难，其治疗的主要目的是建立引流，临床上所应用的引流技术虽各有优劣，但微创技术更受重视。对于不同情况的患者，应明确病因、病程、病灶位置、大小及并发症，合理运用影像技术，遵循个体化和多学科联合治疗的原则，以期取得最好的治疗效果。根据我们的经验，内镜下引流术优点较多，对条件合适的患者可作为首选；PCD引流操作简便，可作为重症患者或基层医院急救之用；而对于复杂或多发的胰腺假性囊肿及上述两种方法失败的患者，外科手术仍是可靠的手段。

参考文献

1. 中华医学会外科学分会胰腺外科学组.急性胰腺炎诊治指南（2014）.中国实用外科杂志，2015，35（1）：4-7.

2. 金震东.胰腺囊性病变的内镜诊治.临床肝胆病杂志，2020，36（8）：1698-170.

3. 彭承宏，郝纯毅，戴梦华，等.胰腺囊性疾病诊治指南（2015）.中国实用外科杂志，2015，35（9）：955-959.

4. 谭蕾，高青.重症急性胰腺炎合并胰腺假性囊肿的诊治研究进展.现代医药卫生，2021，37（16）：2772-2775.

5. 狄扬，傅德良.胰腺假性囊肿的治疗.肝胆外科杂志，2022，30（4）：250-253.

病例提供　方素芬　章诺贝

执笔　王芬芬

009　经皮肝穿刺胆道支架植入术 + 胆道引流术治疗胆管癌致梗阻性黄疸

病历摘要

患者，男性，55岁，因"反复右上腹胀2月余，皮肤、巩膜黄染半月"入院。

患者2个月前无明显诱因出现反复右上腹腹胀，伴右肩酸胀不适，间断发作，伴恶心，无呕吐，无胸痛、胸闷、腹痛、腹泻、畏寒、发热，患者未予重视，未行治疗。半月前患者被发现巩膜及全身皮肤黄染，自觉尿黄，解灰白色大便，4~5次/天。2019年12月16日当地医院肝胆胰脾彩超示肝门部异常迂曲血管、肝内胆管轻–中度扩张；肝功能检查：总胆红素393.5 μmol/L，直接胆红素268.7 μmol/L，间接胆红素124.8 μmol/L，谷丙转氨酶248 U/L，谷草转氨酶97 U/L。诊断为"梗阻性黄疸"，给予注射用头孢哌酮钠舒巴坦钠抗感染、多烯磷脂酰胆碱护肝等对症治疗。患者为求进一步诊治，来我院就诊。患者起病以来精神、睡眠、饮食欠佳，大小便如上所述，体重减轻10 kg。

否认特殊病史。

［入院查体］

体温36.3 ℃，脉搏62次/分，呼吸20次/分，血压132/75 mmHg，心率62次/分。神志清楚，巩膜重度黄染，全身皮肤黏膜重度黄染，心律齐，心脏瓣膜听诊区未闻及杂音，双肺呼吸音清，腹稍膨隆，腹肌软，未见胃肠型及蠕动波，未见腹壁静脉曲张，无压痛及反跳痛，未触及肿块，肝、脾肋下未触及，Murphy 征（-），肝区、肾区无叩痛，肠鸣音正常，移动性浊音（+），双下肢无水肿。

［辅助检查］

2019 年 12 月 9 日血常规 +C 反应蛋白：全血 C 反应蛋白 5.23 mg/L，红细胞 3.64×10^{12}/L，血红蛋白 116 g/L，白细胞 6.14×10^9/L，血小板 164×10^9/L。肝功能 Ⅰ：总蛋白 54.87 g/L，白蛋白 33.68 g/L，白球比 1.59，总胆红素 458.26 μmol/L，直接胆红素 229.93 μmol/L，间接胆红素 228.33 μmol/L，谷草转氨酶 271.6 U/L，谷丙转氨酶 155.23 U/L，γ - 谷氨酰基转移酶 364.41 U/L，碱性磷酸酶 579.35 U/L。肾功能、电解质、凝血功能、乙肝六项、甲状腺激素（T_3+T_4+ 促甲状腺激素）、AFP、CEA、PSA、粪便常规 + 潜血无明显异常。

12 月 10 日尿液分析：尿胆原（+），尿胆红素（+++）。

12 月 11 日上腹部 MRI+MRCP 平扫：肝门部软组织占位并胆系梗阻，门脉主干显示欠清并多发侧支血管曲张；脾稍大，双肾囊肿；少量腹水（图 9-1）。

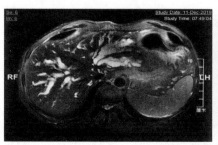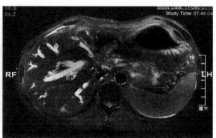

图 9-1　上腹部 MRI 平扫 +MRCP（2019-12-11）

12 月 12 日肿瘤三项：CA199 582.83 U/mL，甲胎蛋白、癌胚抗原正常。

[治疗过程]

1. 初步诊疗：患者为中年男性，反复右上腹腹胀 2 月余，皮肤、巩膜黄染半月，尿黄，解白灰色大便，结合患者外院查胆红素明显升高，以直接胆红素升高为主，外院彩超提示肝门部异常迂曲血管，肝内胆管轻 – 中度扩张，我院查 MRI 示肝门部软组织占位并胆系梗阻，门脉主干显示欠清并多发侧支血管曲张，入院后查 CA199、γ - 谷氨酰基转移酶、碱性磷酸酶明显升高，考虑胆系肿瘤致胆道梗阻可能性大，但仍需与溶血性黄疸、肝细胞性黄疸相鉴别。患者无贫血、血红蛋白尿、腰痛、发热等症状，尿胆红素（+++）、尿胆原（+），故溶血性黄疸可能性不大。虽然肝功能检查提示直接胆红素、间接胆红素升高比例相近，但既往无肝炎、肝硬化、药物性肝炎等基础疾病，且凝血功能正常，考虑肝细胞性黄疸可能性亦小。进一步完善输血四项、自身免疫性肝病抗体组合、甲型肝炎抗体 IgM、胸腹部 CT 平扫加增强检查，治疗上暂以护肝退黄及营养支持为主。

2. 后续检查：12 月 13 日输血四项、自身免疫性肝病抗体组合、甲型肝炎抗体 IgM 无明显异常。胸部及全腹 CT 平扫＋增强（图 9-2）：肝门部胆管截断并不规则软组织肿块形成，考虑恶性肿瘤性病变可能性大，肝门部胆管细胞癌伴以上胆道梗阻可能，门脉左支及肝左静脉受累，伴门脉海绵样变性；胆囊炎；双肾囊肿；两肺少许纤维条索灶。

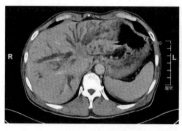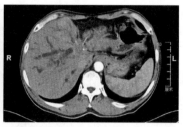

图 9-2　全腹 CT 平扫 + 增强（2019-12-13）

3. 后续治疗：结合患者临床表现、实验室检查结果、腹部 CT 增强及 MRI 结果，临床诊断肝门部胆管癌（Ⅳ型）基本明确，无法行手术切除，为解除梗阻可行经皮肝穿刺胆道置管引流术（percutaneous transhepatic biliary drainage，PTBD）和内镜下鼻胆管引流术（endoscopic biliary drainage，ENBD）。而 ENBD 对于进展期Ⅲ～Ⅳ型的肝门部胆管癌患者往往效果欠佳，同时术后胆管炎、胰腺炎、胆道出血等风险较 PTBD 高，故建议行 PTBD+ 胆道支架置入。征得患者及家属同意后，于 12 月 16 日行 PTBD+ 胆道支架置入，术后患者无畏寒、发热等不适，皮肤、巩膜黄染减轻；12 月 23 日复查肝功能示总胆红素 181.00 μmol/L，直接胆红素 89.73 μmol/L，间接胆红素 85.27 μmol/L，谷草转氨酶 51.23 U/L，谷丙转氨酶 109.69 U/L，γ - 谷氨酰基转移酶 212.00 U/L，碱性磷酸酶 357.8 U/L，患者于 12 月 24 日带引流管好转出院。

［随诊］

2019 年 12 月 30 日复查肝功能：总胆红素 103.47 μmol/L，直接胆红素 51.3 μmol/L，间接胆红素 52.17 μmol/L，谷草转氨酶 34.35 U/L，谷丙转氨酶 40.67 U/L，γ - 谷氨酰基转移酶 164.85 U/L，碱性磷酸酶 245.53 U/L。上腹部 CT 平扫（图 9-3）：胆道支架置入术后改变，与 12 月 13 日 CT 结果比较得出，肝内胆管扩张情况较前减轻。

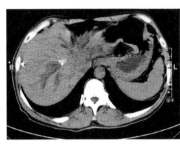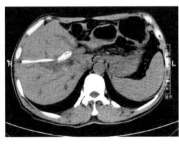

图 9-3 术后 2 周上腹部 CT 平扫

患者术后黄疸较前明显减退，无畏寒、发热，无腹痛、腹胀，于 2020 年 1 月 2 日行 PTBD 拔管术。

病例分析

黄疸是指由于胆红素代谢障碍引起血清内胆红素浓度升高，导致巩膜、皮肤、黏膜及其他组织出现黄染的现象。正常血清总胆红素为 1.7 ~ 17.1 μmol/L。胆红素在 17.1 ~ 34.2 μmol/L，临床不易察觉，称为隐性黄疸，超过 34.2 μmol/L 时出现临床可见黄疸。黄疸按病因可分为溶血性黄疸、肝细胞性黄疸、梗阻性黄疸及先天性胆红素代谢障碍（表 9-1）。

表 9-1 黄疸的鉴别诊断

黄疸类型	定义及表现
溶血性黄疸	当发生血管内溶血或红细胞大量破裂时，体内产生大量间接胆红素（indirect bilirubin，IBIL）而超过肝脏的摄取和代谢能力，血中 IBIL 显著增高，引起溶血性黄疸，而此时直接胆红素（direct bilirubin，DBIL）、ALT、AST 和 ALP 基本正常
梗阻性黄疸	当胆管因为结石、肿瘤或周围肿块压迫致其梗阻时，肝细胞分泌的直接胆红素排出受阻，由于胆管内压增高致使 DBIL 逆流入血液，因此出现血中 DBIL 显著增高，IBIL 不升高或轻度升高，且伴肝脏酶学改变的现象，此为梗阻性黄疸

笔记

（续表）

黄疸类型	定义及表现
肝细胞性黄疸	当肝细胞受损时，一方面肝脏无法完全摄取和结合 IBIL；另一方面肝细胞内的 DBIL 会从受损的肝细胞释出，因此导致血液中 DBIL 和 IBIL 均升高，同时转氨酶也显著升高，即导致肝细胞性黄疸
先天性胆红素代谢障碍	Gilber 综合性因肝细胞摄取 IBIL 障碍以及肝细胞微粒体中葡糖醛酸转移酶不足导致血液中 IBIL 显著升高；Dubin-Jonhson 综合征主要因为肝细胞无法将 DBIL 排泄至毛细胆管而致 DBIL 升高。Rotor 综合征由于肝细胞摄取游离胆红素和排泄结合胆红素均有先天性缺陷，致血中结合胆红素增高

　　肝门胆管癌是梗阻性黄疸的常见病因，是发生于高位胆管及肝内胆管的恶性肿瘤，因其早期无明显症状，常以晚期梗阻性黄疸为首发症状，因此预后往往很差，5 年生存率不及 10%。而由于其对放化疗等治疗不敏感，目前根治性手术仍为肝门胆管癌唯一的治疗方式。但由于手术操作复杂，创伤较大，术后并发症发生率较高，特别是术前合并黄疸的患者，其术后发生肝衰竭等的风险显著升高，因此，对于此类患者，无论接受何种治疗，对黄疸的处理都至关重要。

　　[恶性梗阻性黄疸的影响]

　　恶性梗阻性黄疸早期仅表现为轻度皮肤、巩膜黄染，随着黄疸的加重，会逐渐出现皮肤瘙痒、黄疸加深等症状，而长期的黄疸会造成肝内胆汁淤积，进而引发内环境紊乱、肝肾功能异常、免疫功能障碍等。

　　[肝门胆管癌所致黄疸的特点]

　　不同于单纯胆管癌或壶腹部肿瘤，肝门胆管癌因为梗阻部位高，特别是 Bismuth Ⅲ～Ⅳ型的患者，其梗阻部位往往位于肝内，因此可能表现为肝内胆管不均匀扩张，相对于低位胆管梗阻，减黄更为困难。

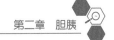

[减黄的指征]

值得注意的是，并不是所有合并黄疸的患者都需要接受术前减黄，Cazauran 等曾提出"非必要减黄"的概念，即无症状的黄疸患者，经过术前减黄，不但延长了手术等待时间，而且术后并发症的发生率增加了 1 倍。因此，患者是否需要术前减黄，需要经过严格的评估决定。

[常用的减黄方式]

1. 术前减黄（preoperative biliary drainage，PBD）：是术前通过各种方式引流胆汁、减轻黄疸的方式，现已成为各类恶性梗阻性黄疸患者根治性手术术前重要的治疗步骤。按引流途径可分为内引流和外引流两类，其中外引流主要包括 PTBD 和 ENBD。PTBD 可在超声引导下或血管造影引导下完成，相对于鼻胆管引流，PTBD 操作不经过胆管梗阻段，且可选择引流扩张明显的胆管，针对性强，成功率高，术后引发胆管炎的概率较小。但是因为穿刺经过肝脏，术后有发生感染甚至穿刺道转移的可能。ENBD 则多在 ERCP 下进行，优点在于可以同时进行活检以明确病理，但因引流管只能置于胆总管内，向肝内走行困难，因此引流针对性差，对于 Bismuth Ⅲ～Ⅳ型肝门胆管癌患者往往效果欠佳，同时术后胆管炎、胰腺炎、胆道出血等风险较 PTBD 高，严重时甚至会使患者失去手术机会。胆管内引流主要指内镜胆管支架置入术（endoscopic biliary stent，EBS）或 PTBD 联合胆管支架置入的"内外引流"，相对于外引流，单纯内引流可恢复胆汁的生理性引流，且患者术后无须体外带管，生活质量高。

2. 姑息性减黄：通过微创方法或是手术治疗来解除梗阻、通畅胆汁流出的治疗方式，可显著提高失去根治性手术机会的患者的生活质量。常见的姑息性减黄方式包括胆管支架置入、胆管射频消融及姑息性手术等。

（1）胆管支架置入：可通过 PTBD 或 ERCP 进行，部分学者认为，PTBD 支架置入往往需留置一段时间来进行外引流，对患者生活质量有一定的影响，加之 ERCP 支架置入并发症发生率较低，因此这类患者首选 ERCP 支架置入。研究认为 ERCP 一期支架置入术后，早期胆管炎、胰腺炎等并发症可能影响支架通畅性及寿命，因此，他们尝试对此类患者做鼻胆管改裁支架成形术，即一期留置鼻胆管，经 7～25 天无并发症或并发症好转后，再次内镜下剪断胆道内部分的鼻导管，将离断的鼻胆管作为胆道支架使用。结果显示经鼻胆管改裁的患者预后要明显优于一期支架置入的患者。

（2）胆管射频消融：相比于单纯胆管支架置入，射频消融后再行支架置入术后患者生存率有明显改善。腔内射频消融通过杀灭部分肿瘤组织，扩大胆管直径，置入支架后其通畅性更易保持，患者预后更好。但是，术后存在一定的胆管炎发生率，因此其开展应结合患者情况综合决定。

（3）姑息性手术：手术行胆管内引流，即 R1 或 R2 手术，不但能够解除胆管梗阻，还可以起到减瘤的作用。由于此类患者往往处于肿瘤终末期，手术耐受性差，术前应经过详细的风险评估。

温志立教授点评

此病例中的患者为中年男性，因"右上腹胀痛 2 月余，皮肤、巩膜黄染半月"入院，根据患者的临床表现、体征、实验室检查及影像学检查，临床诊断肝门部胆管癌（Ⅳ型）基本明确，无法行手术切除。但因其黄疸进行性加深，入院时总胆红素升高至 458.26 μmol/L，应尽快行姑息性减黄治疗以提高其生活质量。经我科肝脏介入团队、ERCP 团队以及肝胆外科共同讨论后，提出减黄方式可选择 PTBD 联合胆管支架置入的"内外引流"或 ENBD+ERCP 胆管支架置入术，前者因不经过胆管梗阻段，且可选择引流扩张明显的胆管，针对性强，成功率高，术后引发胆管炎概率较小。后者因引流管只能置于胆总管，向肝内走行困难，引流针对性差，对于 Bismuth Ⅲ～Ⅳ型肝门胆管癌患者效果欠佳，同时术后胆管炎、胰腺炎、胆管出血等风险较 PTBD 高；故最终推荐行 PTBD 联合胆管支架置入术；术后 2 周复查腹部 CT 及肝功能提示减黄效果明显，且未发生严重并发症，治疗效果良好。

　　对于因黄疸首诊的患者，我们首先要加强对黄疸的鉴别诊断，要进行详细的体格检查及病史询问，有针对性地完善相关检查，快速且准确地诊断出黄疸的病因。对于肝门部胆管癌所致的黄疸患者，首先应判断其 Bismuth-Corlette 分型，如Ⅰ～Ⅱ型，有手术机会，但梗阻性黄疸较重，可考虑行术前减黄，但并不是所有有手术机会的患者都能够从术前减黄中获益，是否行减黄应在详细评估患者一般情况、黄疸水平及拟行的手术方式后决定，并应尽量选择不影响后续手术的治疗方式。而对于无根治性手术机会的患者（Bismuth Ⅲ～Ⅳ型），姑息性减黄手术可以提高其生活质量，而手术方式的选择应结合患者病情、年龄、全身状况、梗阻程度及部位、预期的生存期综合考虑，最终选择适合患者的减黄术式。

参考文献

1. 张辉，王孟龙．单中心 56 例肝门部胆管癌的外科治疗．中华肝胆外科杂志，2017，23（1）：16-19．

2. 高丽斌．肝门部胆管癌的危险因素分析．河北医学，2013，19（1）：93-97．

3. 李会星．肝门部胆管癌的诊治进展．解放军医学院学报，2014，35（1）：98-101．

4. CAZAURAN J B，PERINEL J，KEPENEKIAN V，et al. Unnecessary preoperative biliary drainage：impact on perioperative outcomes of resectable periampullary tumors. Langenbecks Arch Surg，2017，402（8）：1187-1196．

5. 郝志强，季德刚，孟子辉，等．肝门部胆管癌不同治疗方法的疗效．中华肝胆外科杂志，2017，23（8）：517-520．

6. SINGH R R，SINGH V. Endoscopic management of hilar biliary strictures. World J Gastrointest Endosc，2015，7（8）：806-813．

7. KAWAKAMI H，ITOI T，KUWATANI M，et al. Technical tips and troubleshooting of endoscopic biliary drainage for unresectable malignant hilar biliary obstruction. J Hepatobiliary Pancreat Sci，2015，22（4）：E12．

8. KAWAKAMI H，KUWATANI M，ONODERA M，et al. Endoscopic nasobiliary drainage is the most suitable preoperative biliary drainage method in the management of patients with hilar cholangiocarcinoma. J Gastroenterol，2011，46（2）：242-248．

9. 王建龙，于廷廷，张卫，等．鼻胆管改裁胆管支架成形术在肝门部胆管癌中的应用价值．中华消化内镜杂志，2018，35（4）：275-277．

10. STEEL A W，POSTGATE A J，KHORSANDI S，et al. Endoscopically applied radiofrequency ablation appears to be safe in the treatment of malignant biliary obstruction. Gastrointest Endosc，2011（73）：149-153．

11. RAZUMILAVA N，GORES G J. Classification，diagnosis，and management of cholangiocarcinoma. Clin Gastroenterol Hepatol，2013，11（1）：13-21．

病例提供　陶俐　肖志华

执笔　王芬芬

010　EUS-FNA 确诊胰腺癌

病历摘要

患者，男性，69 岁，因"腹胀伴食欲减退 2 个月"于 2019 年 8 月 15 日入院。

患者 2 个月前无明显诱因出现腹胀，伴剑突下及上腹隐痛，偶放射至胸部，伴食欲减退、咳嗽，无畏寒、发热、恶心、呕吐、胸闷、腹泻、便血等不适。2019 年 8 月 4 日至当地人民医院就诊，诊断：①胰颈体部占位：胰腺癌？②肝脏多发转移瘤；③肝门、腹膜后多发淋巴结转移；④胆囊炎；⑤左肾囊肿；⑥咳嗽。予抗炎、护肝等对症支持治疗后症状无明显好转。患者为求进一步诊治遂来我院就诊，门诊以"胰腺占位性病变"收入我科住院。患者起病以来精神、食欲、睡眠欠佳，大小便大致正常，体重减轻约 5 kg。

曾行阑尾切除术。否认其他慢性疾病史，否认烟酒等不良嗜好。

［入院查体］

体温 36.5 ℃，脉搏 74 次/分，呼吸 20 次/分，血压 133/84 mmHg。神志清楚，营养中等，表情自然，无贫血貌，全身皮肤黏膜无黄染、苍白、发绀、出血点、水肿、肝掌、溃疡、蜘蛛痣。全身浅表淋巴结未触及肿大。心、肺未及明显异常，腹稍膨，未见胃肠型及蠕动波，未见腹壁静脉曲张，腹软，剑突下有压痛、无反跳痛，未触及明显肿块，Murphy 征（－），肝、脾肋下未触及。肝区、

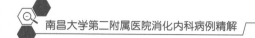

肾区无叩痛，腹部叩诊呈鼓音，移动性浊音（－）。肠鸣音 4 次 / 分；双下肢无明显水肿。

[辅助检查]

2019 年 8 月 4 日外院胸部、全腹部 CT 平扫＋增强：①右肺陈旧性病变；②右下肺及左上肺淡薄结节影，建议 6 个月复查；③肝内多发占位，考虑转移瘤；④胰颈部占位，考虑胰腺癌；⑤胰腺体尾部未见显示；⑥肝门部、肝胃间隙及腹膜后淋巴结肿大；⑦双肾囊肿；⑧前列腺钙化灶；⑨左侧肾上腺增粗。

8 月 5 日外院上腹部磁共振平扫＋增强：①胰颈、胰体部占位，考虑胰腺癌可能并胰腺体尾部萎缩、胰管扩张；②肝脏多发淋巴结转移；③肝门、腹膜后多发淋巴结转移；④胆囊炎；⑤左肾囊肿。

8 月 16 日①血常规 +C 反应蛋白：白细胞 12.38×10^9/L，红细胞 3.53×10^9/L，血红蛋白 102 g/L，血小板 308×10^9/L，中性粒细胞百分比 78.6%。②肝功能：白蛋白 27.16 g/L，总胆红素 18.25 μmol/L，谷丙转氨酶 60.69 U/L，谷草转氨酶 59.06 U/L，γ - 谷氨酰基转移酶 420.66 U/L，碱性磷酸酶 365.55 U/L。③血钾 3.26 mmol/L，钠、氯、钙均正常。④凝血四项 +D- 二聚体：纤维蛋白原浓度 4.56 g/L，凝血酶原时间 15.1 秒，国际标准化比值 1.33，凝血酶原活动度 66.5%，凝血酶时间 18 秒，D- 二聚体 3.71 mg/L。⑤ AFP 3.0 ng/mL，CEA 0.66 ng/mL，CA 199 143.34 U/mL。⑥乙肝六项：乙肝表面抗原（＋）、乙肝 e 抗体（＋）、乙肝病毒核心抗体（＋），其余阴性；乙肝 -DNA 低于检测下限。⑦肾功能、丙肝、戊肝、梅毒 +HIV、尿常规、粪便常规 + 潜血均大致正常。

8 月 21 日超声内镜引导细针穿刺活检（endoscopic ultrasonography-

guided fine-needle aspiration，EUS-FNA）（图 10-1）：胰腺颈部低回声占位，约 3.0 cm×3.5 cm 大小，边缘不规则，用 Cook2.2G FNA 穿刺针经胃体沿肿瘤最大径反复穿刺 2 次，标本送病理，穿刺点无活动性出血，置入 3 枚金属夹封闭穿刺点。并置入双腔胃肠管于空肠上段。诊断：胰颈占位。病理：胰颈部低分化腺癌（图 10-2）。

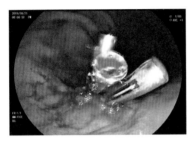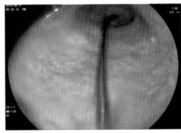

图 10-1 超声胃镜

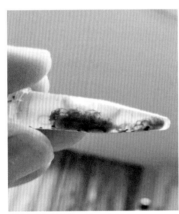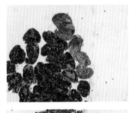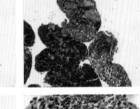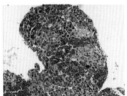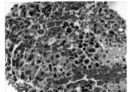

图 10-2 病理

2019 年 8 月 23 日 EUS-FNA 术后行腹部 CT（图 10-3）：胰腺颈体部软组织占位，肝内多发密度影，恶性肿瘤性病变；肝胃间隙、肝门部及腹膜后多发增大及肿大淋巴结，建议进一步增强扫描；左肾囊肿；前列腺钙化灶；腹盆腔渗出、积液；扫及双肺下叶膨胀不全并双侧胸腔大量积液。

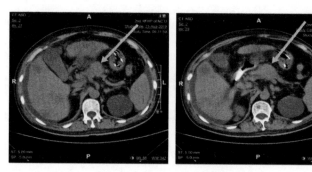

图 10-3　EUS-FNA 术后全腹部 CT

[治疗过程]

患者入院后予抑酸护胃、提高免疫力、维持水电解质平衡、输注白蛋白及营养支持治疗，病理确诊后，患者及家属表示放弃进一步治疗，自动出院。

[出院诊断]

①胰腺癌；②肝转移癌；③下呼吸道感染；④低蛋白血症；⑤胆囊炎；⑥胸腔积液；⑦乙型肝炎病毒表面抗原携带者；⑧后天性肾囊肿。

病例分析

胰腺癌（pancreatic cancer，PC）起病隐匿，早期症状不典型，以上腹部不适、饱胀不适、食欲降低和消瘦最为多见。进展至晚期时，疼痛剧烈尤为突出，常牵涉腰背部、持续而不缓解，多数患者还同时出现进行性加重的黄疸。少部分患者还可以表现有抑郁、焦虑、性格狂躁等精神神经障碍，其中以抑郁最为常见。此外，肿瘤所在部位不同，首发症状也有所不同，位于头颈部时以腹痛、黄疸和上腹部饱胀不适多见；位于体尾部时以腹痛、背痛和腹部肿块多见。

胰腺是腹膜后器官，故胰腺占位性疾病定位及定性的诊断较为困难。而胰腺肿瘤恶性程度高，治疗效果差，5 年生存率低，多数患者发现时已出现远处转移。因此，胰腺肿瘤的早期诊断对于延长患者的生存期有深远意义。虽然传统的 CT 引导下穿刺活检或经腹 B 超引导下穿刺活检对于胰腺占位性疾病的诊断有一定的准确率，但是 EUS-FNA 用于胰腺占位性疾病的诊断时，经过组织少、受周围器官影响较小，对于胰腺占位大小的判定更加准确，可准确避开穿刺路径周围血管，且术后并发症较少，是一项安全的诊治技术。

随着超声内镜技术的发展，EUS 检查成为诊断胰腺疾病首选方式，尤其是 EUS 引导下的介入技术，对胰腺癌的诊断和治疗有重要意义。B 超等检查方式无痛、方便、可重复，但是由于病灶位于腹腔较深部位，检查结果易受气体干扰，CT 虽不受气体干扰，但受密度、组织、血供等的影响，而 EUS 克服了 CT、B 超等影像学检查的缺点，结合超声微探头与内镜，克服了肠腔气体、脂肪对图像质量的影响，多方位近距离扫描，增强了对病变的显示效果。

[EUS-FNA 的优越性]

EUS-FNA 对胰腺占位性病变具有其他检查无法比拟的优越性，首先 EUS-FNA 检查距离胰腺近，可避开机体重要的脏器和血管，可减少对组织的损伤，同时定位准确，能获得比较充足的组织、细胞学及囊液标本，并具有较高的成功率；大量研究表明，EUS-FNA 穿刺的成功率达 90% 以上，95% 以上的穿刺可获得充足标本；与 CT 或经腹 B 超引导下穿刺相比，EUS-FNA 对胰腺占位的诊断具有更高敏感性、特异性及并发症更少等特点。据文献报道，EUS-FNA 对胰腺癌诊断的准确率、敏感性、特异性分别达85.7%、85.0%、100%。近年来采用了病理学医师现场观察法指导穿刺，使穿刺标本的合格率明显上升，EUS-FNA 诊断的敏感性明显升高。金震东等回顾性分析表明，使用病理医师床旁瑞氏 – 吉姆萨快速染色观察法指导穿刺后，所获得的标本成功率较前明显上升，使诊断的敏感性从 67.6% 上升至 93.1%；国外的一项研究表明，有细胞学技术人员现场指导标本是否充足，能提高 EUS-FNA 的成功率（96% *vs.* 84%）。

[EUS-FNA 的安全性]

EUS-FNA 术后的并发症主要有出血、感染、急性胰腺炎，而EUS-FNA 能否引起肿瘤播散一直以来是人们关注的问题，目前普遍认为 EUS-FNA 引起肿瘤播散的风险很小。而对于急性胰腺炎发生率报道不一，一般在 1% ～ 3%；王凯旋等回顾分析了 119 例行胰腺 EUS-FNA 检查的患者，其穿刺并发血淀粉酶升高的发生率为 7.6%，而穿刺针的型号也影响术后血淀粉酶的水平，EUS-FNA 引发胰腺炎的概率为 0.8%，未出现感染、出血等并发症，并认为 EUS-FNA 是安全、并发症少的一种侵入性检查方法。

温志立教授点评

本例患者为老年男性，入院时主要表现为腹胀、食欲减退及体重减轻，为胰腺癌常见的早期不典型症状，我们首先应排除包括胰腺癌在内的消化道肿瘤的可能；故完善胸腹部影像学检查（增强 CT、MRI），结果提示胰腺癌可能，但同时存在肝脏多发转移及腹腔淋巴结转移，且患者手术意愿不强，此时选择一种微创的诊断方式尤为重要。与家属沟通后，给患者行 EUS-FNA，顺利地取到了肿瘤组织并确诊为胰腺低分化腺癌，这为患者的后续治疗及预后评估提供了重要的依据；术后患者无出血、感染及胰腺炎等并发症，耐受性及安全性均良好。由此可见 EUS-FNA 对胰腺占位性病变诊断的优越性及安全性。

综上所述，EUS、EUS-FNA 既可用于对胰腺占位的术前评估，又可用于获取不能切除的胰腺占位性病变的组织病理学标本，为进一步化疗及放疗提供较高的参考价值，同时我们也需要注意到 EUS-FNA 对胰腺占位性病变的敏感性仍不是特别高，但随着各种检查方法的不断发展，势必进一步提高胰腺占位性病变的诊断和治疗水平，提高胰腺肿瘤的早期诊断率，进而延长患者的生存期。

参考文献

1. 严欢，贾皑，张娟，等. 超声内镜引导细针穿刺活检对胰腺占位性疾病的诊断价值. 西安交通大学学报（医学版），2020，41（3）：425-428.

2. 王增学，章爱梅. 讨论 EUS-FNA 穿刺物的基因检测对胰腺癌诊断价值. 中国农村卫生，2017，22（22）：48.

3. 黄强，刘臣海，彭斌，等. 超声内镜引导下细针穿刺活检（EUS-FNA）在胰腺占位性病变中的诊断价值及安全性评估. 肝胆外科杂志，2016，24（3）：175-178.

4. 余保平，冯秋曲，丁祥武. 超声内镜引导下细针穿刺活检对胰腺占位性病变的诊断价值. 临床消化病杂志，2016，28（2）：67-70.

5. 金震东，王东，李兆申，等. 内镜超声引导下细针穿刺活检对胰腺占位性病变的诊断价值. 中华消化内镜杂志，2007，24（5）：326-330.

6. 孙思予，王孟春，孙素云. 内镜超声引导下细针穿刺对胰腺占位病变的诊断价值. 中华消化杂志，2002，22（1）：29-31.

笔记

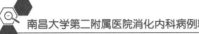

7. 陈柯，王海郦，徐莹，等．超声内镜引导下细针穿刺细胞学检查对胰腺病变的诊断价值．中华消化杂志，2014，34（6）：392-395.

8. 张燚，诸琦，龚婷婷，等．内镜超声引导下细针穿刺抽吸术对胰腺占位病变诊断价值及其影响因素的研究．中华消化内镜杂志，2011，28（9）：492-496.

9. 叶乔，陈柯，刘倩倩，等．超声内镜引导下细针穿刺结合巴氏细胞学分级诊断胰腺实性病变的价值．中华消化杂志，2017，37（12）：823-827.

10. GIOVANNINI M，HOOKEY L C，BORIES E，et al. Endoscopic ultrasound elastography：the first step towards virtual biopsy? Preliminary results in 49 patients. Endoscopy，2006，38（4）：344-348.

11. 何瑞华，吴际，谭晓君，等．超声内镜引导下细针穿刺细胞学检查对胰腺占位性病变的诊断价值．中国现代药物应用，2019，13（12）：49-50.

12. 杨秀疆，谢渭芬，任大宾，等．内镜超声引导细针穿刺对胰腺癌的诊断价值．中华消化杂志，2005，25（8）：462-465.

13. CLEVELAND P，GILL K R，COE S G，et al. An evaluation of risk factors for inadequate cytology in EUS-guided FNA of pancreatic tumors and lymph nodes. Gastrointest Endosc，2010，71（7）：1194-1199.

14. LEE L S，SALTZMAN J R，BOUNDS B C，et al. EUS-guided fine needle aspiration of pancreatic cysts：a retrospective analysis of complications and their predictors. Clin Gastroenterol Hepatol，2005，3（3）：231-236.

15. MAHNKE D，CHEN Y K，ANTILLON M R，et al. A prospective study of complications of endoscopic retrograde cholangiopancreatography and endoscopic ultrasound in an ambulatory endoscopy center. Clin Gastroenterol Hepatol，2006，4（7）：924-930.

16. 王凯旋，金震东，湛先保，等．内镜超声引导下胰腺病灶细针穿刺抽吸术的安全性分析．中华消化内镜杂志，2008，25（3）：122-125.

17. WANG K X，BEN Q W，JIN Z D，et al. Assessment of morbidity and mortality associated with EUS-guided FNA：a systematic review. Gastrointest Endosc，2011，73（2）：283-290.

病例提供　王芬芬　章诺贝

执笔　王芬芬

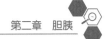

011　急性胰腺炎诱发糖尿病酮症酸中毒

病历摘要

患者，男性，39岁，因"反复腹胀6月余，加重伴腹痛、恶心、呕吐5天"入院。

患者6个月前无明显诱因出现腹胀，餐后明显，伴反酸、嗳气，偶有上腹轻微胀痛，无恶心、呕吐、呕血、解黑便，未予重视。5天前因进食油腻食物及饮酒后再发腹胀，伴腹痛，较剧烈，伴恶心、呕吐，以进食、进水时为甚，大便未解，伴头晕乏力，无头痛、发热、胸闷、气憋、心慌、心悸等症状，至当地医院就诊，考虑为腹痛待查：①肠系膜动脉栓塞？②肠系膜上动脉综合征？住院予相关治疗（具体不详）后未见好转。患者为求进一步诊治转诊我院，门诊以"腹痛待查"收住入院。患者起病以来精神、睡眠欠佳，少量进食，近5天未排便、有排气，小便大致正常，体重无明显变化。

血糖偏高1年，未予正规诊治。否认其他病史。无烟酒等不良嗜好。

[入院查体]

体温36.5℃，呼吸24次/分，脉搏102次/分，血压110/63 mmHg。神志清楚，急性病容，无贫血貌，全身皮肤、黏膜无黄染、苍白，结膜无苍白、充血，巩膜无黄染，双侧瞳孔等大、等圆，对光反射灵敏，颈无抵抗，双肺呼吸音清，双肺未闻及明显干性、湿性啰音及胸膜摩擦音。心率98次/分，心律齐，心音正常，未闻及杂音，腹部平坦，未见胃肠型及蠕动波，未见腹壁静脉曲张，腹肌软，上腹轻压痛，无反跳痛，未触及肿块，Murphy征（－），肝、脾肋下未触及。肝区、肾区无叩痛，移动性浊音（－）。肠鸣音3次/分。双下肢无水肿。神经系统查体未见异常。

[辅助检查]

2019年1月28日当地医院肝胆胰脾彩超示肝区光点密集。腹主动脉超声：腹主动脉回声及血流未见明显异常。上腹部CT、胸部CT示未见明显异常。电子胃镜检查示萎缩性胃炎；Hp（－）。

1月30日我院心电图：①窦性心律；②大致正常心电图。上腹部CT平扫+增强：胰腺稍饱满，建议结合淀粉酶排除胰腺炎。血常规+C反应蛋白：中性粒细胞百分比76.5%、C反应蛋白32.0 mg/L，余大致正常。肿瘤四项：铁蛋白559.8 ng/mL，余正常。电解质：钠132.37 mmol/L，氯94.97 mmol/L。肝功能：谷丙转氨酶80.29 U/L，余正常。血清空腹葡萄糖19.69 mmol/L。尿液分析：葡萄糖（+++）、酮体（++）、比重1.020、pH 7.00。凝血四项+D-二聚体、输血四项、乙肝六项、肾功能、血脂、粪便常规+潜血大致正常。

2月2日糖化血红蛋白9.2%。胰腺功能：脂肪酶500 U/L，淀粉酶390 U/L。全血乳酸2.3 mmol/L。血气分析：pH 7.28，动脉血氧饱和度96.5%，氧分压80 mmHg，二氧化碳分压35 mmHg、碳酸氢根17 mmol/L，二氧化碳总量21.5 mmol/L。

2月8日神经传导速度+四肢皮肤交感反应：双侧正中神经感觉电位波幅衰减，右腓浅神经感觉电位未引出，右腓总神经运

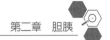

动传导速度减慢，所查神经感觉传导速度轻度减慢，四肢皮肤交感反应示周围神经轻度损害。腹部彩超：肝胆胰脾未见明显异常。

[治疗过程]

入院后予禁食、胃肠减压、抑酸护胃、抑酶、抗炎、预防感染、营养支持、护肝降酶、灌肠等对症支持治疗，监测血糖（1次/2小时）在15～21 mmol/L；内分泌科会诊考虑2型糖尿病明确，患者上腹痛、恶心、呕吐等上消化道症状为2型糖尿病性酮症酸中毒（diabetic ketoacidosis，DKA）引起，遵会诊意见，给予小剂量胰岛素降糖、补液，并加用长效胰岛素治疗，3天后患者腹痛症状明显改善，无恶心、呕吐，有排气、排便，可进食半流质素食。复查尿液分析提示葡萄糖（+），酮体（－），肝功能指标基本正常。10天后好转出院，嘱内分泌代谢科随诊，积极控制血糖，定期复查上腹部CT。

[出院诊断]

①DKA（轻度）；②急性水肿型胰腺炎；③慢性胃炎；④2型糖尿病；⑤肝损害。

病例分析

DKA是糖尿病患者临床常见并发症，极大威胁患者生命。部分DKA患者以急性腹痛入院，但是该病临床特征与其他疾病具有相似性，并无明显识别特征，临床医师若缺少对DKA的认识很可能按照外科急腹症进行干预治疗，患者将面临严峻后果。

DKA好发于青少年，并常常作为糖尿病首发症状出现，疾病诱发因素多为感染或饮食不规律。在发病前数天,糖尿病控制不良的症状已存在,但酮症酸中毒的代谢改变常在一段时间形成(一般小于 24 小时);有时全部症状可骤然发生,事先无任何先兆或症状。DKA 的临床表现可有多尿、多饮、多食、体重减轻、呕吐、腹痛、脱水、虚弱无力、意识模糊,最终陷入昏迷。体格检查可发现有皮肤弹性差、Kussmaul 呼吸、心动过速、低血压、精神改变,最终可能昏迷。诊断标准及严重程度分型见表 11-1。

表 11-1 DKA 诊断标准及严重程度分型

DKA	血糖 (mmol/L)	动脉血 pH	血清 HCO₃⁻ (mmol/L)	尿酮体 [a]	血清酮体 [a]	血浆有效渗透压 [b]	阴离子间隙 (mmol/L) [c]	神经状态
轻度	> 13.9	7.25 ～ 7.30	15 ～ 18	阳性	阳性	可变	> 10	清醒
中度	> 13.9	7.00 ～ 7.25	10 ～ 15	阳性	阳性	可变	> 12	清醒/嗜睡
重度	> 13.9	< 7.00	< 10	阳性	阳性	可变	> 12	木僵/昏迷

注:[a] 硝普盐反应方法;[b] 血浆有效渗透压的计算公式 $2 \times ([Na^+]+[K^+])$ (mmol/L) + 血糖(mmol/L);[c] 阴离子间隙的计算公式 $[Na^+]-[Cl^-+HCO_3^-]$ (mmol/L)。

近期有学者发现 DKA 导致腹痛的机制可能为以下几种。①糖尿病合并酮症酸中毒时,机体内胰岛功能下降迫使脂肪动员明显增强,血液内游离脂肪酸含量明显增高引起高脂血症,加上高渗透压最终可导致胰腺微循环障碍致使血淀粉酶增高,胰腺肿胀或轻微渗出,同时酸性代谢物对腹腔壁脏腹膜的刺激进一步诱发腹痛。②糖尿病合并酮症酸中毒时,机体内 2,3- 二磷酸甘油酸合成障碍,血红蛋白氧离曲线出现左移,氧释放明显减少,末梢微循环障碍加剧,进一步降低胃肠道黏膜内的 pH 值,破坏胃肠道黏膜屏障,甚至出现急性广泛性的胃肠黏膜糜烂、水肿或应激性溃疡等而诱发腹痛、腹胀、恶心等消化道症状。③由于糖尿病合并酮症酸中毒时，机体丢失大量液体，全身多器官处于应激状态，H⁺增高致使胆囊收缩素分泌下降，胆囊收缩功能下降，胆囊内胆汁酸明显，胆汁淤积，胆囊张力增高而诱发腹痛，可伴有胆红素及转氨酶增高。④处于应激状态下的输尿管及十二指肠乳头 Oddi 括约肌可出现痉挛而诱发腹痛。

DKA 常见的主要诱因为胰岛素治疗不当和急性感染，其他诱因包括急性胰腺炎、心肌梗死、脑血管意外、诱发高血糖危象的药物（包括糖皮质激素、噻嗪类利尿剂、拟交感神经药物及第二代抗精神病药等）；尽管感染是 DKA 的常见诱因，但早期外周血管舒张，患者可以呈正常体温，甚至低体温。低体温是预后不良的标志。

温志立教授点评

本例患者因进食油腻食物及饮酒后出现腹痛、恶心、呕吐，入院时血清淀粉酶及脂肪酶均升高并大于正常上限值 3 倍，胰腺 CT 提示胰腺饱满；诊断急性胰腺炎明确。之后查尿常规提示尿酮（++）、空腹血糖及糖化血红蛋白显著升高、血气分析提示酸中毒，结合患者有未正规治疗的糖尿病病史及急性胰腺炎的诱因，根据 DKA 的诊断标准及严重程度分型，故 DKA（轻度）诊断成立。患者在外院就诊时未完善胰腺功能、血糖、糖化血红蛋白等检查，转入我科完善上述检查后得以确诊，对症治疗后好转出院。

胰腺作为一个器官及整体，其内分泌和外分泌功能不能被人为区分开来，糖尿病患者的胰腺外分泌功能往往也将受影响。对

103

于胰酶升高、影像学提示胰腺炎症改变的患者，仍不能放弃临床症状和体征的持续观察，以及血尿糖、酮体的动态监测，以兹鉴别以急性胰腺炎隐匿起病的DKA。

临床上，以腹痛为首发症状的DKA很容易被漏诊、误诊，尤其是青少年及既往否认糖尿病病史的患者，经治医师往往会忽略对其进行血糖监测，造成严重后果。对于以急性腹痛就诊的患者，我们要做到以下几点：①采集病史要全面、体格检查要仔细、辅助检查要有针对性；②不仅要排查危及生命且需要外科干预的急腹症，还要排查非消化系统疾病所致的急性腹痛，如急性冠脉综合征、DKA、腹型癫痫、腹型紫癜等；③对于不能进食的患者常规监测血糖，即使患者否认糖尿病病史，也不能忽视血糖检测的重要性。做到以上几点，能有效降低DKA的误诊及漏诊率，使患者得到及时正确的治疗。

参考文献

1. EDO A E, OKAKA E, EZEANI I U. Hyperglycemic crisis precipitated by Lassa fever in a patient with previously undiagnosed type 2 diabetes mellitus. Niger J Clin Pract, 2014, 17（5）: 658-661.

2. 王丽娜，刘东屏，李茵茵，等. 以腹痛为首发症状的糖尿病酮症酸中毒临床分析. 中华实用诊断与治疗杂志，2016, 30（1）: 78-79.

3. 李晶，龙建武，李国娟，等. 腹痛为主诉的糖尿病酮症酸中毒23例临床误诊分析. 中南医学科学杂志，2017, 45（1）: 85-87.

4. 佟平丽，扬辉，扬平. 糖尿病酮症酸中毒合并急性胃粘膜病变的内镜观察与分析. 中国实用内科杂志，2009, 29（S1）: 102-104.

5. CLARK K H, STOPPACHER R. Gastric mucosal petechial hemorrhages（wischnewsky lesions）, hypothermia, and diabetic ketoacidosis. Am J Forensic Med Pathol, 2016, 37（3）: 165-169.

笔记

6. 杨黎红.糖尿病酮症酸中毒的临床分析.现代医药卫生，2010，26（16）：2500-2501.

7. 李望，翁杰，尹秋实，等.以急性胰腺炎隐匿起病的暴发性1型糖尿病一例.海南医学，2021，32（11）：1484-1486.

病例提供　李金鹏　余琼芳

执笔　王芬芬

第三章　胃肠

012　主动脉食管瘘致致命性上消化道大出血

病历摘要

患者，男性，42 岁，因"解黑便 3 天，呕血半天"入院。

患者 3 天前（2017 年 9 月 26 日）无明显诱因解柏油样便、量少，无腹痛、腹胀、呕血、晕厥等症状，27 日至当地医院就诊，行电子胃镜检查示十二指肠球炎、慢性非萎缩性胃炎，未予特殊治疗。29 日 1：00 左右突呕鲜血 2 次伴血凝块，量约 200 mL，伴头晕、乏力，无晕厥，无胸闷、胸痛、肩背部疼痛等，于当地

笔记

医院行补液、输血等治疗后送至我院急诊就诊。患者至我院急诊科后再次呕血 3 次，量少，完善相关检查，予对症支持治疗，以"上消化道出血"收入我科行进一步诊治。患者起病以来精神差，食欲、睡眠欠佳，小便正常，体重无明显变化。

患者既往身体状态一般。入院前 9 个月曾有解黑便史，查粪便常规及潜血提示隐血（+++）（具体就诊经过及治疗不详）。2017 年 9 月 28 日于外院输血，无输血反应。否认烟酒嗜好；否认家族及遗传病史。

［入院查体］

体温 37 ℃，脉搏 80 次 / 分，呼吸 20 次 / 分，血压 90/50 mmHg。神志清楚，中度贫血貌，双眼睑水肿，双肺呼吸音清，未闻及干性、湿性啰音，心率 82 次 / 分，心律齐，腹平坦，无明显压痛及反跳痛，肝、脾肋下未触及，Murphy 征（−），肝区无叩痛，肠鸣音活跃（5 ～ 6 次 / 分），双下肢无明显水肿。

［辅助检查］

2017 年 9 月 29 日于我院急诊科行相关检查。血常规：白细胞 13.97×10^9/L，红细胞 3.09×10^{12}/L，血红蛋白 92 g/L，血小板 76×10^9/L，中性粒细胞百分比 88%。凝血功能：D- 二聚体 1.2 μg/mL，凝血酶原时间 14 秒，凝血酶原活动度 62.3%。胸部 + 全腹部 CT：两肺炎症及小结节；上纵隔结节，拟为肿大淋巴结可能性大；胃窦及十二指肠壁增厚；左肾前间隙少许炎性渗出。

9 月 29—30 日于我科行相关检查。肝功能 II（12 项）：总蛋白 46.62 g/L，白蛋白 30.59 g/L，球蛋白 16.03 g/L，谷丙转氨酶 6.50 U/L，γ- 谷氨酰基转移酶 8.40 U/L，余正常。肾功能 I：尿素 2.67 mmol/L，肌酐正常。电解质 I：总钙 2.00 mmol/L，余正常。凝血 +D- 二聚体：纤维蛋白原浓度 1.43 g/L，D- 二聚体 5.6 μg/mL，余正常。血常规：白细胞 19.75×10^9/L，红细胞 3.09×10^{12}/L，血红蛋白 115 g/L，血小板 68×10^9/L，中性粒细胞百分比 86.7%。全血乳酸 4.5 mmol/L，B 型脑钠肽 205.93 pg/mL。尿常规、粪便常规 + 潜血、降钙素原、血脂九项、肿瘤四项、输血四项均大致正常，乙肝表面抗原阴性，乙肝表面抗体阳性，余阴性。

9 月 29 日常规心电图：①窦性心律；②正常心电图。

9 月 30 日 9：30 行胃镜检查：食管距门齿约 23 cm 处见一黏膜隆起，前端可见一 0.3 cm×0.3 cm 大小的憩室样凹陷。食管内大量鲜血（图 12-1）。胃底及胃体大量新鲜血液及血凝块，患者呕吐剧烈，难以配合，立即终止检查。诊断：①上消化道出血；②食管黏膜隆起；③食管憩室。19：28 行胸腹部计算机体层摄影血管造影（computed tomography angiography，CTA）：主动脉弓内上壁动脉瘤并部分附壁血栓形成，与食道壁未见明显沟通（图 12-2）；胃体及胃窦壁水肿，以胃窦壁为甚，胃右动脉远段分支闭塞可疑。建议结合临床进一步检查。

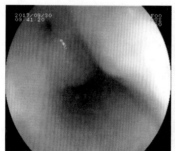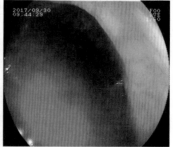

图 12-1　胃镜

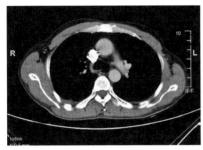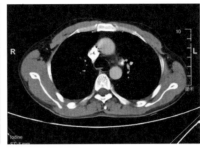

图 12-2　胸腹部 CTA

［入院诊断］

上消化道出血。

［治疗过程］

患者入我科后稍感头晕、乏力，未再呕血、解黑便等。予禁食、抑酸护胃、止血、补液、营养等对症支持治疗；为明确患者消化道出血原因，9 月 30 日 9：30 行胃镜检查，术中患者呕吐剧烈，食管及胃内有大量新鲜血液及血凝块，术中监测心率130 ～ 140 次 / 分，脉搏细速，血压难以测出，神志淡漠，立即终止检查。考虑失血性休克，立即开通两条静脉通路，加压输入乳酸林格液补液，但血压持续下降至 45/25 mmHg，继续快速补液扩容，输注悬浮红细胞及血浆，加用多巴胺升压等对症支持治疗后，患者病情渐趋于平稳，血压维持于 80 ～ 90/40 ～ 50 mmHg，心率约 110 次 / 分，呼吸 13 次 / 分，血氧饱和度 99%，请胃肠外科紧急会诊后行急诊剖腹探查，术中探查胃腔内胃底、胃体、胃窦、十二指肠球部和降部未见出血病灶。术中行胃镜检查，在食管上段距门齿 22 cm 处见一隆起病灶，约 1.0 cm×1.5 cm 大小，表面附血痂，未见活动性出血，反复检查胃腔、十二指肠腔未见出血灶。术中请胃肠外科上级医师、胸外科副主任医师、心脏大血管

笔记

外科主任医师等会诊，结合病情、影像学资料等诊断为"食管出血（主动脉食管瘘？）"，系动脉瘤出血涌入食管瘘口造成上消化道出血表现；考虑手术风险极大，死亡率高，建议待生命体征平稳后先行胸腹部 CTA 下主动脉支架术再行限期手术，家属经慎重考虑同意该治疗方案。术后考虑患者病情危重，转综合 ICU 进一步治疗。后行胸腹主动脉 CTA 提示主动脉弓内上壁动脉瘤并部分附壁血栓形成，与食管壁未见明显沟通。胃体及胃窦壁水肿，以胃窦壁为甚，胃右动脉远段分支闭塞可疑。10 月 1 日家属经再三考虑后同意手术治疗，遂行"颈动脉血管吻合术、左颈总动脉结扎术、胸主动脉覆膜支架腔内隔绝术"，术中手术尚顺利，未输血。

术后诊断：①主动脉弓动脉瘤；②主动脉溃疡；③食管瘘；④上消化道出血；⑤失血性休克；⑥肺部感染；⑦呼吸衰竭。

患者 10 月 1 日 17：50 血压突然下降至 76/42 mmHg，立即给予扩容、升压、输血等治疗，患者 18：00 左右鼻腔、口腔可见鲜红色血性液体持续流出，请我科、胸外科、心脏大血管外科及血管外科紧急会诊。经积极输血、扩容后，患者在大剂量去甲肾上腺素使用下血压仍难以维持，口鼻持续有血性液体流出。告知家属患者出血难以控制，随时有呼吸、心搏骤停风险，家属商议后于当晚 20：00 办理患者自动出院。

［出院诊断］

①主动脉弓动脉瘤破裂；②主动脉溃疡；③失血性休克；④主动脉食管瘘（aorta esophageal fistula，AEF）；⑤上消化道出血；⑥呼吸衰竭；⑦肺部感染。

病例分析

AEF 是一种少见但预后极其凶险的疾病，发病率为 0.01% ～ 0.08%。典型临床表现为胸部疼痛或吞咽困难、前哨性出血和无症状间歇期后致命性大出血三联征，Chiari 于 1914 年首先描述并因之得名。该病通常由各种食管和主动脉疾病引起，食管和主动脉之间出现异常通道，若处理不及时可引起严重感染和上消化道大出血，危及生命。AEF 最常见的病因有大动脉疾病手术、主动脉瘤、异物和胸部肿瘤，还有一些少见病因（如创伤、结核等）。我国报道以食管异物引发的 AEF 常见，而国外报道则以大动脉疾病手术和主动脉瘤导致的 AEF 为主。

目前 AEF 的确切发病机制尚不明确，认为存在 3 种可能：①主动脉壁直接被锐利的异物损伤穿透，一般这种情况非常少见，此类患者绝大部分不能接受及时治疗。②主动脉壁逐渐被异物损伤穿透，这一情况下从异物摄入到主动脉穿孔存在一定潜伏期，且穿孔周围组织的炎症相对较轻。③异物潴留引发继发感染可出现假性动脉瘤和周边组织坏死，进而导致主动脉壁缓慢损伤糜烂，这也是绝大部分异物所致 AEF 发生的可能机制。

虽然食管异物严重并发症发生率不高，但其一旦发生，治疗难度大，死亡率高。根据 CT 对食管异物损伤程度进行的分级如下。Ⅰ级：食管壁非穿透性损伤；Ⅱ级：食管壁穿透伴局限周围炎；Ⅲ级：食管壁穿透伴严重胸内感染；Ⅳ级：食管壁穿透并形成 AEF。食管异物早期诊断和及早手术是提高疗效的关键。食管异物由于其形状特殊或延误治疗等可出现 AEF 等严重并发症，病

笔记

死率可达 50% 以上。AEF 致死率极高，一旦怀疑，应果断采取措施行手术或支架植入，多学科协同治疗可能挽救患者生命。上消化道大出血行胃镜检查时应做好抢救准备，胃镜检查应充分暴露管腔，特别是食管入口处，不要片面分析临床资料，满足于常见病诊断。做好食管异物的院前宣教工作，做到早发现、早诊断、早治疗。

温志立教授点评

此患者症状不典型，无明显胸背痛、吞咽不适感、发热等表现，且胸部 + 全腹部 CT 提示胃窦及十二指肠壁增厚，故诊断容易先入为主，考虑消化性溃疡或消化道肿瘤伴出血可能性大。在病史采集过程中可能未强化询问患者有无误食异物史。另外，患者在 9 个月前解过黑便，或许当时是因为误食异物导致食管黏膜损伤出血所致，未予以重视，未行内镜及胸部 CT 检查而漏诊，而距离此次发病时间久远，即便详细询问患者，患者也可能忘记有异物卡入史。另外，患者此次入院后行胸腹部 CTA 提示主动脉弓内上壁动脉瘤并部分附壁血栓形成，但显示与食管壁未见明显沟通，再次请 CT 室主任阅片，提示主动脉弓左锁骨下动脉开口见线状壁钙化、邻近小弯侧对比剂外溢、周边环绕低密度影，与胸上段食管壁关系密切，食管腔未见对比剂涂布，推测主动脉弓穿透性溃疡并腔外肉芽累及食管壁后形成局部瘘。且在行胃镜检查时，发现食管距门齿约 23 cm 处有一隆起，隆起前端见一憩室样凹陷，根据解剖位置的特殊性，不能排除胸主动脉瘤外压食管可能。因此，AEF 诊断成立，推测病因有两种。第一种是胸主动脉瘤或胸主动脉穿透性溃疡累及食管，发生机制可能有：①胸主动脉瘤外压食管致食管黏膜向腔内隆起，进食粗糙、质硬食物时反复摩擦致使食管黏膜破损；②动脉瘤局限性膨出，张力性压迫食管，使食管黏膜局部缺血、坏死；③在前者基础上，继发感染可能是病情进一步发展最终形成 AEF 的直接因素。第二种是早期食管异物致食管穿孔引发继发感染，之后出现假性动脉瘤和周边组织坏死，进而导致主动脉壁缓慢损伤。到底是哪种病因导致了此患者的 AEF，目前无法明确，仍然值得我们进一步探讨。

　　临床医师遇到有 AEF 高危因素和典型症状者应及早诊断，对于不典型者，也应拓宽诊断思路，警惕 AEF 的可能。对出现 Chiari 三联征，尤其是前哨性出血的患者，注重病史的询问，结合影像学检查评估食管和主动脉的情况。若考虑为 AEF，应尽快行血管支架植入术。AEF 以急性上消化道出血为首发症状，若消化内镜医师对本病特点认识不足，极易造成误诊，且患者在检查过程中可能因致命性大出血而死亡。因此，消化内镜医师应注意：①若在食管壁发现有局限性紫蓝色隆起性病变时，根据解剖位置进行初步判断，若考虑为胸主动脉外压食管隆起性病变，切勿在排除胸主动脉瘤可能性之前对病变进行活检，以免诱发致命性大出血。②有条件的医院可及时行超声内镜检查，明确病变来源；亦可行 CTA 检查排除胸主动脉瘤的可能。

　　食管异物也是导致 AEF 的重要病因之一，所以遇到食管异物时应力争早期处理，延迟诊断者可因异物对食管壁的刺激、压迫而致损伤加重，易发生感染、穿孔、出血等并发症，病死率与异物停留时间有直接关系。此外，还应注意食管异物取出后应查看有无食管壁的损伤，尤其是有无穿孔可能；若疑似穿孔，需严格禁食、禁饮，必要时放置胃肠营养管直至食管黏膜损伤完全恢复后再开放饮食，避免纵隔感染及主动脉食管瘘等严重并发症的发生。

参考文献

1. 昌盛，程邦昌，黄杰，等.胸食管异物损伤病变的分级和外科治疗.中华外科杂志，2006，44（6）：409-411.

2. ZHANG X, LIU J, LI J, et al. Diagnosis and treatment of 32 cases with aortoesophageal fistula due to esophageal foreign body. Laryngoscope，2011，121（2）：267-272.

3. 魏益平，陈立如，徐建军，等.食管异物及合并主动脉食管瘘的诊断与治疗.中国胸心血管外科临床杂志，2014，21（4）：563-566.

4. 杨冬，段志军.胸主动脉瘤致主动脉食管瘘一例.中华消化杂志，2007，27（9）：632.

5. 张北平，李佳，赵小青，等.胸主动脉瘤破入食管引起上消化道大出血1例报告.现代消化及介入诊疗，2014，19（2）：139-140.

6. 王利利，龚巍，冯永，等.食管异物严重并发症临床分析.中华耳鼻咽喉头颈外科杂志，2015，50（6）：507-510.

病例提供　王芬芬　张贝

执笔　王芬芬

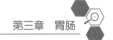

013 胃结石掩盖下的胃恶性黑色素瘤

病历摘要

患者，男性，67 岁，因"反复头晕、胸闷 1 年半，解黑便 1 周"入院。

患者 1 年半前（2017 年 5 月）无明显诱因出现头晕、胸闷，头晕呈天旋地转，伴有眼花、视物模糊、咳嗽、咳痰，左侧肋骨处疼痛。曾 2 次至当地医院就诊，考虑贫血，给予输血等对症支持治疗，症状稍缓解。近 1 周（2018 年 11 月 22 日）间断解黑便，昨晚（11 月 30 日）再次出现头晕、胸闷，胸闷较前加重，伴有呼气困难，平卧时呼气困难稍缓解，急诊（11 月 30 日）以"头晕、胸闷、消化道出血"收入住院。患者起病以来精神、食欲、睡眠一般，小便正常。

高血压病史；2016 年有颜面部皮肤恶性肿瘤切除病史（具体不详）；对磺胺类药物过敏。有烟酒不良嗜好：抽烟 45 余年，平均 20 支/天；饮酒 45 年，平均 6 两/天。

[入院查体]

体温 36.8 ℃，脉搏 108 次/分，呼吸 22 次/分，血压 132/99 mmHg。营养中等，贫血貌，全身皮肤、黏膜无黄染，全身浅表淋巴结未触及肿大，腹部平坦，未见胃肠型及蠕动波，未见腹壁静脉曲张，腹软，上腹有压痛、无反跳痛，未触及明显肿块，Murphy 征（-），肝、脾肋下未触及。肝区、肾区无叩痛，腹部叩诊呈鼓音，移动性浊音（-）。肠鸣音 4 次/分。

[辅助检查]

2018 年 11 月 30 日血常规：白细胞 $4.63 \times 10^9/L$，红细胞 $2.14 \times 10^{12}/L$，血红蛋白 59 g/L，血小板 $101 \times 10^9/L$，中性粒细胞百分比 72.8%，淋巴细胞百分比 14.5%；B 型脑钠肽前体测定、心肌梗死三项、凝血四项 +D- 二聚体、肌酶谱、电解质 I、肾功能 I 未见明显异常。颅脑 + 胸部 + 上腹部 + 盆腔 CT 平扫：①颅脑 CT 平扫未见明显异常（图 13-1）。②肺气肿，两肺下叶炎症，右肺多发小结节；左侧胸腔少量积液；右主支气管结节，考虑黏液栓可能，建议随访。③主动脉及冠状动脉粥样硬化。④胃体部大弯侧胃壁局部明显增厚，考虑肿瘤性病变，请结合胃镜检查。⑤肝左叶囊肿及钙化灶。⑥前列腺钙化灶。

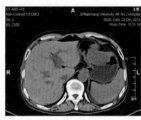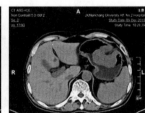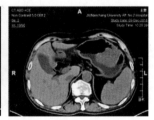

图 13-1　颅脑 CT 平扫（2018-11-30）

12 月 2 日血常规：白细胞 $2.69 \times 10^9/L$，红细胞 $2.44 \times 10^{12}/L$，血红蛋白 71 g/L，血小板 $86 \times 10^9/L$；粪便常规 + 潜血：大便呈黑色，大便隐血（+++）。

12 月 4 日血常规：白细胞 $2.71 \times 10^9/L$，红细胞 $3.10 \times 10^{12}/L$，血红蛋白 92 g/L，血小板 $90 \times 10^9/L$。

12 月 12 日小生化全套：白蛋白 32.53 g/L。

[入院诊断]

①消化道出血？②重度贫血；③胸闷。

[治疗过程]

2018 年 12 月 1 日输注悬浮红细胞 2 U，改善贫血症状；患者诉有头晕，伴乏力；解黑便 1 次，量不多；积极予补液、抑酸、护胃、营养支持治疗等。

12 月 2 日患者仍诉头晕，乏力较前减轻；解黑便 1 次，量少；加用白眉蛇毒血凝酶止血。

12 月 3 日患者诉头晕，呕吐 1 次，为胃内容物，无咖啡色液体，伴呼吸急促。查粪便常规＋潜血见大便颜色为黑色，大便隐血（＋＋＋）。予输注悬浮红细胞 3 U，改善贫血症状，输血完毕后复查：血红蛋白 92 g/L。

12 月 4 日患者诉头晕，站立位加重，卧位减轻，有发热，予盐酸异丙嗪肌内注射后，体温恢复正常，用头孢哌酮钠他唑巴坦钠抗感染治疗。胃镜检查提示胃底及胃体上部大弯处可见一约 4 cm×5 cm 大小的胃结石，所见皱襞规整，黏膜可见散在充血灶（图 13-2）。诊断意见：胃结石、浅表性胃炎。胃镜检查提示胃结石，但腹部 CT 检查提示胃体部大弯侧及胃窦部黏膜增厚，考虑肿瘤性病变，且胃结石无法解释患者重度贫血，需排除胃肿瘤可能，故嘱患者禁食 3 天后复查胃镜。

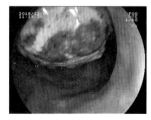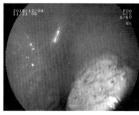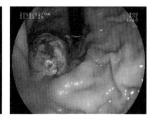

图 13-2　电子胃镜（2018-12-04）

12 月 7 日复查胃镜提示胃底及胃体上部大弯处见一巨大新生物，直径约 5 cm，表面覆污秽苔，底部可见糜烂，活检 4 块，质脆易出血（图 13-3）。检查意见：胃新生物待查。胃活检病理：（胃底）胃黏膜间质灶性淋巴细胞浸润，可见少许游离的异型细胞，绕血管生长，坏死及核分裂象可见，待做免疫组化检查进一步确诊（图 13-4）。

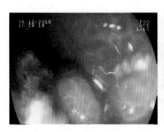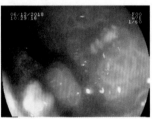

图 13-3　电子胃镜（2018-12-07）

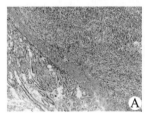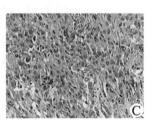

A：HE 染色，×100　　　B：HE 染色，×200　　　C：HE 染色，×400

图 13-4　胃活检病理（2018-12-07）

12 月 11 日外科会诊后转外科。

12 月 14 日胃活检病理免疫组化：（胃底）见少量恶性黑色素瘤组织，请结合临床进一步寻找原发灶，排除转移再考虑胃原发；免疫组化示瘤细胞：CK（－）、Vim（＋）、HMB45（＋）、Melan-A（＋）、S-100（＋）、Des（－）、CEA（－）、CDX2（－）、Ki-67 约 5%（＋）。

12 月 15 日予输注去白悬浮红细胞 3 U+170 mL 血浆。

12 月 17 日在全身麻醉下行腹腔镜下全胃切除伴食管－空肠

吻合术＋腹腔镜腹腔淋巴结清扫术＋腹腔灌注化疗术，术中见胃体近胃底大弯侧一 5 cm×4 cm 质硬肿块已经穿透浆膜层，胃周第 1、第 3、第 5、第 6、第 7、第 8 组淋巴结可见肿大。术后予预防感染（头孢替安）、抑制消化液分泌（醋酸奥曲肽）、抑制胃酸（兰索拉唑 / 艾司奥美拉唑）、祛痰（布地奈德、氨溴索）、术后止吐（多拉司琼）、术后止痛（美索巴莫）及肠外营养支持治疗。

12 月 23 日患者恢复排气，未排便。

12 月 26 日患者可进食半流质，大小便正常。

12 月 29 日患者病情恢复可，手术切口已拆线（Ⅱ / 甲级愈合），好转出院。嘱注意营养及休息，少量多餐并以易消化、高蛋白食物为主；术后定期（3 个月 1 次）复查相关检查，如 CEA、CA199、CA125 等肿瘤标志物及肝肾功能、腹部彩超或腹部 CT、胸部 CT 或胸部 X 线检查等排除肿瘤复发或远处转移。

［出院诊断］

①恶性黑色素瘤（胃 T2N2M0 ⅡB 期）；②上消化道出血；③重度贫血；④低蛋白血症；⑤电解质紊乱；⑥室性期前收缩；⑦窦性心动过速；⑧肝囊肿；⑨前列腺钙化；⑩高血压。

病例分析

恶性黑色素瘤（malignant melanoma）是一类起源于黑色素细胞的恶性肿瘤，以组织内含有黑色素为特征，好发于皮肤，占皮肤恶性肿瘤的 6.8%～20%，其次为直肠、肛门、生殖道、消化道、鼻旁窦、腮腺、泪囊、喉、肺等，易发生淋巴管和血行转移，恶

笔记

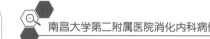

性程度高，预后差，极少原发于胃肠，多为转移性。原发内脏的恶性黑色素瘤临床表现及影像学特征无特异性，极易误诊。胃原发性恶性黑色素瘤极为罕见，多为临床个案报道。经总结该病多见于27～60岁的男性，临床上常有上腹不适、腹痛、上消化道出血等症状，肿瘤呈浸润性生长，范围广泛，生长迅速，多发生于胃体中上部。

内镜下恶性黑色素瘤表现为3种类型。①单个隆起型：隆起局部表面光滑，有桥形皱襞，类似黏膜下肿瘤，隆起顶部可有凹陷或溃疡；②多发隆起型：呈多个单隆起型表现；③弥漫型：类似Borrmann Ⅳ型胃癌。本例患者为单个隆起型。

胃原发性恶性黑色素瘤的确诊需病理形态学和免疫组化染色。①病理组织学：应包括大小形态不一的细胞，常可见大的核仁，部分可见黑色素沉积。②免疫表型：恶性黑色素瘤常表达黑色素细胞标志物HMB45、Melan-A、S-100及Vimentin等，而不表达上皮（CKpan、EMA）、淋巴造血系统（CD45、CD20、CD79a）标志物。③电镜观察：肿瘤细胞内可见致密的黑色素颗粒。④遗传学：1、6、7、9及10号染色体发生畸变。在皮肤恶性黑色素瘤中，9号染色体单体出现率较高，后者可能携带肿瘤抑制基因。但在不同部位，有着不同的染色体畸变，这提示不同部位恶性黑色素瘤的遗传学基础不同。

胃恶性黑色素瘤对放疗、化疗及免疫治疗不敏感，手术是其主要治疗方法。外科治疗首选是对肉眼可见肿瘤病灶进行根治性切除，即使是晚期患者，也应争取手术，行姑息治疗以缓解症状，延长患者的生存期。一旦发生转移目前无有效的治疗方法，放疗和化疗均无肯定疗效。发生肿瘤转移的患者总体生存时间为 5～11 个月。

皮肤恶性肿瘤最常见的 3 种类型是基底细胞癌、鳞状细胞癌和恶性黑色素瘤；从发病情况来看，前两者更常见，几乎占所有皮肤肿瘤的 95%，被称为非黑色素瘤皮肤癌。恶性黑色素瘤是来源于皮肤和黏膜的恶性肿瘤，近年来发病率不断上升。早期淋巴结转移是其主要特征。该患者既往有皮肤恶性肿瘤病史，很有可能为皮肤黑色素瘤，而此次发现的胃黑色素瘤为转移瘤。

温志立教授点评

该患者为老年男性，因"反复头晕、胸闷 1 年半，解黑便 1 周"入院。入院查血常规提示小细胞低色素性重度贫血，提示患者贫血为慢性过程，而既往表现的头晕、胸闷系贫血所致。结合患者既往无黑便、呕血等消化道出血症状，且无纳差、挑食等因摄入不足导致的慢性营养性贫血，故应考虑恶性肿瘤或胃肠道寄生虫等所致贫血可能。入院后予输血、补液等改善贫血后，完善胸部及全腹部 CT，提示胃肿瘤性病变可疑，完善胃镜发现胃腔见一巨大黄褐色团块，诊断为胃结石。胃结石的形成往往是由于摄入的某些动植物成分、毛发或特殊矿物质，在胃内未能消化，凝结成块而形成，常见的有柿子、黑枣、山楂等食物。如柿结石的形成一般认为是柿子含有丰富的鞣酸，在胃酸的作用下，与果胶、食物残渣胶合在一起而形成团块；而山楂富含果胶，在适当的 pH 值时可发生胶凝，形成结石。仔细询问患者饮食习惯，得知其

笔记

近 1 个月食用过柿子及山楂，故胃结石诊断明确；但患者起病有 1 年半，胃结石解释不了患者 1 年半前就出现的严重贫血症状，再结合患者影像学检查结果及既往皮肤恶性肿瘤切除病史，仍需排除胃部恶性肿瘤可能。待患者禁食 3 天后复查胃镜，反复查看胃结石所掩盖处并发现一巨大新生物，最终活检病理及免疫组化均提示胃恶性黑色素瘤，免疫组化提示需排除转移，故该患者最终诊断为皮肤黑色素瘤转移的胃恶性黑色素瘤。

胃恶性黑色素瘤极少见，尤其是原发性更罕见，临床表现无特异性，内镜下表现变化较多，临床医师对该病认识不够；因此，该患者做第一次胃镜时，内镜医师诊断胃结石后未进一步查看胃结石所掩盖的胃黏膜处有无病变。此病例的诊治，提醒大家应提高对本病的认识，做到详细询问病史并仔细进行内镜检查及活检，必要时加做免疫组化是诊断关键；内镜检查要确保精、准、细，发现病灶后要在病变明显处多处取材，以免活检以偏概全。此外，也提醒我们做内镜检查时，如有未查看到的部位，应尽量告知患者短时间内复查内镜，避免漏诊，延误病情。

参考文献

1. 纪小龙, 徐薪, 申明识, 等. 黏膜黑色素瘤的常见临床病理特点. 诊断病理学杂志, 2002, 9 (2): 108.

2. 李学军, 王琪. 胃原发性恶性黑色素瘤一例误诊剖析. 临床误诊误治, 2016, 29 (6): 3-4.

3. 刘莲, 刘聪, 田德安, 等. 胃十二指肠恶性黑色素瘤 1 例并文献复习. 世界华人消化杂志, 2016, 24 (35): 4733-4738.

4. 徐萍, 党旖旎, 李璐蓉, 等. 胃恶性黑色素瘤 1 例报告. 中国实用内科杂志, 2018, 38 (12): 1214-1216.

5. 朱明古，郭文，全红．胃原发性恶性黑色素瘤 1 例并文献复习．胃肠病学和肝病学杂志，2014，23（10）：1243-1244.

6. PAVRI S N, CLUNE J, ARIYAN S, et al. Malignant melanoma: beyond the basics. Plast Reconstr Surg, 2016, 138（2）: 330e-340e.

7. 刘巍峰，杨发军，牛晓辉．黑色素瘤前哨淋巴结活检和区域清扫的研究进展．中华肿瘤杂志，2019，41（7）：481-485.

病例提供　李腾政　谢正元

执笔　王芬芬

笔记

014 胃镜下易漏诊的皮革胃

病历摘要

患者，女性，44岁，因"上腹部不适2月余，加重10天"入院。

患者2个月前无明显诱因出现上腹部不适，腹胀，进食后加重，无腹痛、恶心、呕吐，未重视，未治疗，10天前腹胀较前加重，进食及平卧后加重，伴腹部隐痛，呈持续性，无黑便，无呕血，无发热，于2018年12月31日至当地市医院行腹部CT平扫提示腹腔少量积液，肠系膜肿大淋巴结。为求进一步治疗至我院就诊。患者自发病以来精神一般，睡眠及饮食欠佳，大小便正常，体重减轻约5 kg。

萎缩性胃炎病史，舅舅患胃癌。无烟酒等不良嗜好。

[入院查体]

体温36.8 ℃，脉搏82次/分，呼吸21次/分，血压130/86 mmHg。神志清楚，双肺未闻及明显干性、湿性啰音，心律齐，未闻及杂音，上腹稍膨隆，腹软，剑突下有压痛，无反跳痛，未触及明显肿块，肠鸣音正常，移动性浊音（－），双下肢无水肿。

[辅助检查]

2018年10月6日外院查泌尿系彩超提示左肾集合系统分离，左肾结石，右肾钙盐沉积，腹腔少量积液，膀胱壁稍毛糙。

12月31日外院腹部CT平扫提示腹腔少量积液，肠系膜肿大淋巴结。

笔记

2019年1月2日血常规+C反应蛋白：C反应蛋白9.37 mg/L，血红蛋白103 g/L，中性粒细胞百分比78.7%；电解质Ⅰ：钠135.52 mmol/L，总钙2.02 mmol/L。

1月3日粪便常规＋潜血：潜血（＋）；肿瘤三项＋CA199测定：CEA 12.52 ng/mL，CA199＞700.00 U/mL，CA125 179.00 U/mL；尿液分析：白细胞（＋），蛋白质（＋），酮体（＋＋），胆红素（＋）。

1月5日我院全腹部CT增强：结合肿瘤指标，拟诊断为胃癌，腹腔淋巴结肿大，肝、脾无肿大，建议组织学检查明确诊断（图14-1）。

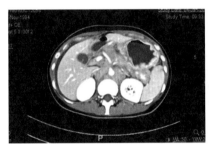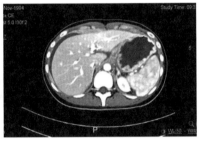

图14-1　全腹部CT增强（2019-01-05）

1月6日CA199（稀释后）：2847.94 U/mL。电子胃镜：胃体胃底皱襞不规则、黏膜增厚变硬，胃腔缩小，胃蠕动较差。超声内镜：胃壁全周性肥厚，呈不规则低回声（图14-2）。诊断：胃占位（皮革胃？）。内镜病理活检：低分化腺癌。

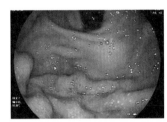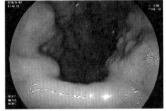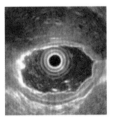

图14-2　胃镜和超声胃镜图片（2019-01-06）

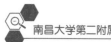
[入院诊断]

①腹痛；②腹水。

[治疗过程]

患者入院后给予护胃、补液、营养支持等对症治疗，明确诊断后，转外科进一步行根治性手术 +FOLFOX4 方案术后辅助化疗。

[出院诊断]

胃癌（Borrmann Ⅳ型）。

病例分析

胃癌 Borrmann 分型：国际上广泛采用的为 Borrmann（1926年）提出的胃癌大部分型法，主要根据肿瘤在黏膜面的形态和胃壁内浸润方式进行分型。① Borrmann Ⅰ 型（结节蕈伞型）：肿瘤呈结节、息肉状，表面可有溃疡，溃疡较浅，主要向腔内生长，切面界线较清楚。② Borrmann Ⅱ 型（局部溃疡型）：溃疡较深，边缘隆起，肿瘤较局限，周围浸润不明显，切面界线较清楚。③ Borrmann Ⅲ 型（浸润溃疡型）：溃疡底盘较大，边缘不清楚，周围及深部浸润明显，切面界线不清。④ Borrmann Ⅳ 型（弥漫浸润型）：癌组织在胃壁内弥漫浸润性生长，浸润部胃壁增厚变硬，皱襞消失，黏膜变平，有时伴浅溃疡，若累及全胃，则形成所谓革袋样胃。

现病史方面，通过询问病史可明确，患者为中年女性，以上腹不适为主要症状，结合患者既往有"萎缩性胃炎"病史及肿瘤家族史，应高度警惕胃癌可能。

体格检查时重点检查有无肿瘤的局部及远处转移体征。体格检查主要阳性体征为剑突下压痛，未发现明显肿块，未发现锁骨上淋巴结肿大，无消化道梗阻体征。进一步重点检查需要行胃镜明确胃内病变性质，若考虑胃癌，进一步行腹部 CT 评估病情，以指导下一步治疗方案。

实验室及影像学检查方面，患者辅助检查有重要提示：①患者有轻度贫血，且粪便潜血（+）；②胃镜及超声内镜提示胃底至胃体上段浸润性病变，根据镜下病变形态及超声内镜胃壁回声分析考虑恶性病变；③病变处活检为低分化腺癌，部分为印戒细胞癌；④影像学提示腹腔内淋巴结肿大，无远处转移证据。结合病史及上述检查结果，考虑胃癌诊断明确，需进一步明确患者的临床病理分期（TNM 分期），T：肿瘤浸润深度已至浆膜外为 T4；N：仅有原发灶边缘以内的胃旁淋巴结为 N1；M：无远处转移为 M0，即 T4N1M0，ⅢB 期。对患者进行术前评估，无手术绝对禁忌证，故治疗方案选择手术 + 术后辅助化疗。

治疗方面，本例患者对手术和化疗反应较好，但因分期为ⅢB，属中晚期，化疗后仍需密切观察，定期复查粪便潜血、肿瘤指标、胃镜、胸腹部 CT 等，预防复发。

温志立教授点评

患者为中年女性，以非特异性上腹部不适为主要临床表现，粪便潜血（+），对于这类患者需警惕肿瘤，尽早完善胃镜检查，对可疑病变尤其是浸润性病变多点活检，活检需要深凿式取材，

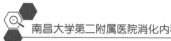

良好切片，阳性率才高。若证实为胃癌，需要进一步评定肿瘤分期，可通过超声内镜、胸腹部 CT 等来确定，以明确患者是否有手术切除病变的机会，以及术前、术后是否需要化疗；同时需要评定是否有肿瘤相关并发症，如出血、梗阻等，是否需要内镜或手术干预。总之对于有报警症状的患者，需尽早完善内镜检查以排除肿瘤。

在我国，胃癌是最常见的消化道恶性肿瘤，如何较早诊断，仍是内镜医师的难点。尤其是对于本例的 Borrmann Ⅳ 型（弥漫浸润型）胃癌，又称皮革胃，由于病变位于黏膜下，常规胃镜往往容易漏诊，而超声胃镜具有普通胃镜无法比拟的优越性。此外，普通内镜检查只能观察黏膜表面形态变化，无法根据肿瘤表面形态变化和大小来判断肿瘤的浸润深度，而超声内镜能够清晰地显示与组织学相对应的消化管管壁的 5 个层次结构，从黏膜到浆膜显示为高 – 低 – 高 – 低 – 高回声的 5 层结构，分别代表黏膜层或黏膜与水的界面、黏膜基层、黏膜下层、固有肌层、外膜层或浆膜层，能够判断胃癌的浸润深度，为手术提供帮助。浸润型胃癌的超声内镜下表现为部分或全胃壁 5 层结构弥漫性破坏，增厚厚度多在 1 cm 以上，有报道浸润型胃癌胃壁厚度大于 2 cm 并以黏膜下层为主，回声减弱。表层回声增强，可见自表层向深层延伸的强回声带将低回声区分成团块，第 4 层低回声带中混有散在的强回声斑点，增厚的胃壁层次尚可辨认。部分黏膜肌层已破坏，扫捕仅见 4 层结构。

此外，浸润型胃癌还需与 Menetier 病及胃淋巴瘤进行鉴别。Menetier 病超声内镜下表现为黏膜下层增厚，而固有肌层完好。

典型的胃淋巴瘤的声像表现为局限性或广泛性胃壁第 2、第 3 层明显低回声增厚，范围较广，有时累及十二指肠，与浸润型胃癌进行鉴别，主要还需病理学及免疫组织化学检测，值得注意的是黏膜表层取检阳性率较低，因此取到黏膜肌层或黏膜下层组织尤为重要，必要时需要胃壁全程活检。

　　综上所述，若考虑为 Borrmann Ⅳ 型胃癌，但病理活检阴性时可及早地选择超声胃镜，有助于协助诊断。

参考文献

1. KIM J I，KIM Y H，LEE K H，et al. Type-specific diagnosis and evaluation of longitudinal tumor extent of borrmann type IV gastric cancer：CT versus gastroscopy. Korean J Radiol，2013，4（4）：597-606.

2. 金震东，郭杰芳. 超声内镜在消化系肿瘤诊疗中的应用. 中华胃肠外科杂志，2013，16（5）：411-414.

3. 钱家鸣. 消化内科疾病临床诊疗思维. 北京：人民卫生出版社，2012：121-124.

病例提供　沈浩　章诺贝

执笔　王芬芬

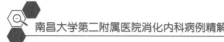

015 以反复舌炎为首发症状的
自身免疫性胃炎

病历摘要

患者，男性，36岁，因"反复舌炎、伴上腹胀3年，再发3天"入院。

患者于3年前出现舌头红肿痛，舌体表面伴浅溃疡，进食时刺痛明显，严重影响进食进饮，伴上腹饱胀，进食油腻食物感恶心、呕吐，无腹痛、黑便、呕血、反酸等其他不适，当时至我科就诊，胃镜提示浅表性胃炎；抽血查维生素 B_{12} 减少，叶酸、铁蛋白、血常规大致正常，Hp（–）；胸部及全腹部CT未见明显异常。诊断为慢性胃炎、舌炎，给予核黄素、甲钴胺，辅以抑酸护胃、促进胃肠动力等治疗后好转出院，期间再发类似症状2次，但较轻，自愈。3天前上述症状再发，影响进食及生活，伴纳差、双手麻木感，故至我科住院。患者起病以来精神、食欲及睡眠尚可，体重减轻约1.5 kg。

无特殊病史，无烟酒等不良嗜好。

[入院查体]

神志清楚，生命体征平稳，营养中等，无贫血貌，舌乳头萎缩，舌上皮层萎缩变薄，全舌色泽红绛、光滑如镜面，无舌苔，舌尖及周围见少许阿弗他溃疡，心肺（–），腹平软，未触及明显肿块，无压痛、反跳痛，肝、脾肋下未触及，肠鸣音正常，四肢

笔记

关节无异常。神经系统检查未见明显异常。

[辅助检查]

2020年4月3日血常规大致正常，叶酸、铁蛋白、肝肾功能、电解质、凝血功能、病毒性肝炎、肿瘤指标、糖化血红蛋白、甲状腺功能等大致正常。维生素 B_{12}：106 pg/mL ↓。

4月4日胸部及全腹CT、心电图、^{13}C呼气试验大致正常。

4月5日胃镜：胃底、胃体萎缩明显，表现为红白相间，以白相为主，皱襞变平，局部消失，血管透见；胃窦黏膜充血潮红（图15-1）。诊断：萎缩性胃炎？

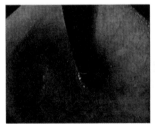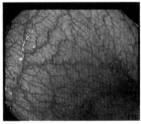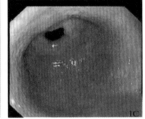

图 15-1 胃镜（2020-04-05）

4月10日胃镜病理：胃体、胃底腺体数量减少，层次减少，黏膜层变薄，较多慢性炎细胞浸润，淋巴滤泡形成，少量腺体肠化。壁细胞和主细胞减少，符合萎缩改变；而胃窦腺体无萎缩（图15-2）。诊断萎缩性胃炎，建议结合临床。

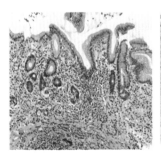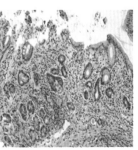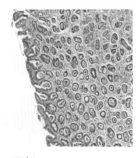

图 15-2 病理（2020-4-10）（胃体、胃底、胃窦）

[治疗过程]

入院后先予抑酸护胃、补充核黄素等对症支持治疗，考虑患者反复发作舌炎，且患者年轻，无烟酒等不良嗜好，无特殊病史，不是素食主义者，不存在吸收障碍，却反复出现 B_{12} 缺乏所致的舌炎，同时伴有腹胀、恶心、呕吐等消化道症状，胃镜检查提示逆向萎缩特点，即胃体、胃底黏膜萎缩；最终考虑自身免疫性胃炎的可能性大，故完善相关抽血检查：胃泌素 -17（G-17）58.15 pmol/L↑、胃蛋白酶原Ⅰ（pepsinogen Ⅰ，PG Ⅰ）53.64 ng/mL↓、胃蛋白酶原Ⅱ（pepsinogen Ⅱ，PG Ⅱ）21.13 ng/mL↑、PG Ⅰ/PG Ⅱ为 2.5↓、抗胃壁细胞抗体（anti-parieta cell antibody，PCA）阳性、抗内因子抗体（anti-intrinsic factor antibody，AIFA）弱阳性。结合以上检查，最终诊断自身免疫性胃炎、萎缩性舌炎明确。给予甲钴胺（500 μg、肌内注射、隔天 1 次）、康复新液外涂及含漱、核黄素（维生素 B_2）（30 mg 静脉注射、1 次/天）改善舌炎症状，同时予替普瑞酮、多潘立酮片改善腹胀、恶心等消化道症状，停用 PPI治疗。以上治疗 3 天后患者舌体颜色变淡，阿弗他溃疡消失，刺痛减轻，但舌体仍光滑如镜面，无舌苔；腹胀、恶心症状改善。治疗 10 天后舌体颜色变淡，可见舌苔，无腹胀、四肢麻木感等症状，患者好转，带药出院。

[出院诊断]

①自身免疫性胃炎；②萎缩性舌炎。

[随访]

出院后继续至当地医院肌内注射甲钴胺（2 次/周），康复新液外涂及含漱；继续替普瑞酮及间断多潘立酮片治疗；3 周后患者萎缩性舌炎恢复，舌体无疼痛、无溃疡，并嘱患者定期复查叶酸、维生素 B_{12}、铁蛋白、血常规、G-17、PG Ⅰ、PG Ⅱ、PCA、AIFA、^{13}C 呼气试验、胃镜及病理活检。

📋 病例分析

自身免疫性胃炎是由 $CD4^+$ T 细胞介导的自身免疫机制所形成的慢性萎缩性胃炎，人群总发病率约为 2%。

[发病机制]

胃体腺壁细胞分泌盐酸及内因子；内因子与食物中的维生素 B_{12}（又称外因子）结合形成复合物，使之不容易被酶消化，到达回肠后维生素 B_{12} 被吸收；当体内出现壁细胞和内因子抗体时，自身免疫性炎症反应会导致壁细胞总数减少，泌酸腺萎缩，胃酸分泌降低，内因子减少，导致维生素 B_{12} 吸收降低，出现相应症状。

[临床表现]

可长期缺乏典型临床症状，胃体萎缩后首诊主要以贫血和维生素 B_{12} 缺乏引起的神经系统症状为主。

[诊断]

（1）实验室检查：叶酸、维生素 B_{12}、铁蛋白、血常规＋网织红细胞有助于判断有无维生素 B_{12} 缺乏相关的贫血；血清胃蛋白酶原和 G-17 水平有助于判断有无胃黏膜萎缩及萎缩部位（图 15-3，图 15-4）；抗壁细胞抗体灵敏度高、特异度低；抗内因子抗体灵敏度低、特异度高。

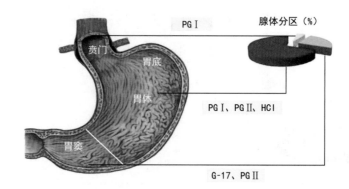

PGⅠ由胃体与胃底（近腹端）的主细胞分泌；
PGⅡ由胃腺、贲门腺、幽门腺、Brunner腺（十二指肠）分泌；
G-17由胃窦G细胞分泌；
胃酸（HCl）由胃体壁细胞分泌。

图15-3　胃细胞分泌

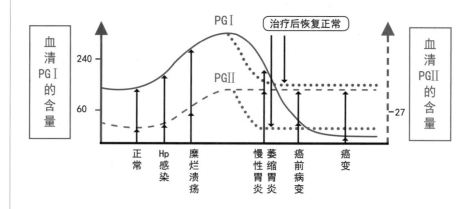

图15-4　PGⅠ、PGⅡ与胃黏膜疾病的关系

（2）内镜检查：胃体、胃底有萎缩，胃窦无萎缩；初期，萎缩较轻，白光内镜诊断困难，可通过窄带成像技术或放大观察萎缩；高度萎缩时，黏膜下层血管透见，有时会发现肠上皮化生；并发Hp感染，胃窦萎缩，会出现慢性萎缩性胃炎相同的内镜图像，但胃体、胃底萎缩更严重。

（3）病理检查：从观察到微小炎症阶段到发现局限于胃体部的高度萎缩性胃炎，分为以下3个阶段。①胃体腺（包括固有膜全层）被大量浆细胞和淋巴细胞渗透，常伴有嗜酸性粒细胞和肥大细胞，呈多灶性。②淋巴细胞继续渗透膜固有层，胃腺体萎缩，胃黏膜厚度相对减少而胃小凹厚度相对增加，出现广泛的假幽门腺化生以及逐渐增加的肠化生。③胃体腺减少甚至消失，形成增生性炎性息肉、假幽门腺化生、胰腺腺泡化生和肠化生广泛存在并且黏膜肌层显著增厚。

［治疗］

早期补充维生素 B_{12}，给予胃黏膜保护剂、促进胃肠动力、改善消化功能，以及根除 Hp 等对症支持治疗。

温志立教授点评

此病例通过详尽的病史采集（反复不明原因的舌炎发作＋上消化道症状），结合胃镜及病理检查提示的胃体、胃底萎缩，考虑到了临床并不多见的自身免疫性胃炎；于是完善了自身免疫性胃炎相关检查，结果提示 G-17 增高、PG Ⅰ 下降、PG Ⅰ/PG Ⅱ 显著降低，以及抗胃壁细胞抗体阳性，最终得以确诊。这个病例的诊治，提醒我们遇到不明原因的反复发作性舌炎的患者时，应注意其有无消化道症状；若有消化道症状，需考虑自身免疫性胃炎的可能。需要完善 PC、AIFA、G-17 和胃蛋白酶等相关指标的检测，行胃镜检查时除了观察胃窦黏膜有无萎缩，还要仔细观察胃底、胃体黏膜的变化，做到多部位取材以增加病理阳性率。此外，维生素 B_{12} 缺乏患者早期除了出现萎缩性舌炎外，不一定会出现巨幼细胞贫血；因为舌黏膜上皮细胞对维生素 B_{12} 缺乏可能比红

笔记

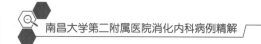

细胞更敏感，故萎缩性舌炎发生有可能是维生素 B_{12} 缺乏最早且唯一的表现，此病例也证实了这一点。

参考文献

1. 中华医学会消化病学分会.中国慢性胃炎共识指南（2017 年，上海）.中华消化杂志，2017，37（11）：721-738.

2. 李瑜竹，尹香利.自身免疫性胃炎与其相关疾病的关联.世界最新医学信息文摘，2018，18（58）：99-103.

病例提供　王芬芬

执笔　王芬芬

笔记

016 经导管动脉栓塞治疗内镜下止血失败的十二指肠溃疡伴大出血

病历摘要

患者，男性，42 岁，因"解黑便、伴呕吐咖啡色液体 12 小时"入院。

患者 12 小时前无明显诱因出现解黑便 4 次，呈柏油状、不成形，总量约 500 g，感恶心并呕吐咖啡色液体 1 次，量约 100 mL，伴头晕、乏力，无畏寒、发热、胸闷、胸痛、心悸等不适。在就诊途中突发晕厥，伴意识不清，数秒后自行恢复，无四肢偏瘫、大小便失禁、口角歪斜等。就诊于我院急诊科，初步对症处理后以"消化道出血"收入住院。患者起病以来精神、食欲欠佳，小便正常，体重无明显减轻。

十二指肠溃疡病史，高血压病史，平素口服氯沙坦钾氢氯噻嗪片降压治疗，血压控制良好；甲型病毒性肝炎病史，已治愈。否认其他病史及手术史。

[入院查体]

体温 36.5 ℃，脉搏 94 次 / 分，呼吸 20 次 / 分，血压 91/62 mmHg。神志清楚，营养中等，轻度贫血貌，全身皮肤黏膜无黄染、发绀、出血点，睑结膜轻度苍白，全身浅表淋巴结未触及肿大。双肺听诊呼吸音粗，未闻及干性、湿性啰音，心音有力，心率 94 次 / 分，

笔记

心律齐。腹部平坦，未见胃肠型及蠕动波，未见腹壁静脉曲张。腹软，上腹部轻压痛，无反跳痛，未触及肿块，Murphy 征（－），肝、脾肋下未触及。腹部叩诊呈鼓音，移动性浊音（－）。肠鸣音 4～5 次 / 分。双下肢无水肿。

［辅助检查］

2019 年 2 月 16 日我院急诊科血常规：血红蛋白 103 g/L。电子胃镜：十二指肠球部溃疡（Forrest Ⅱ a、A1 期），非萎缩性胃炎（图 16-1）。

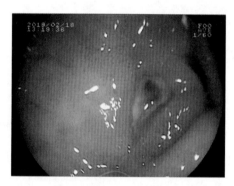

图 16-1　电子胃镜提示十二指肠球部溃疡（A1 期）

2 月 17 日入我科后查血常规：白细胞 3.32×10^9/L，红细胞 2.88×10^{12}/L，血红蛋白 86 g/L。肝功能：总蛋白 51.25 g/L，白蛋白 33.92 g/L，球蛋白 17.33 g/L。血脂全套：甘油三酯 1.77 mmol/L，高密度脂蛋白 0.72 mmol/L。余常规生化指标大致正常。

2 月 19 日血常规 +C 反应蛋白：红细胞 2.61×10^{12}/L，血红蛋白 79 g/L。粪便常规及潜血：隐血（++++）。凝血四项 +D- 二聚体：纤维蛋白原浓度 0.58 g/L。

2 月 22 日血常规 +C 反应蛋白：红细胞 1.52×10^{12}/L，血红蛋白 50 g/L。

笔记

[治疗过程]

入院后予质子泵抑制剂抑酸护胃、氨基己酸静脉滴注，口服止血药物及奥曲肽微量泵入协同止血，并给予扩容补液及营养支持等对症治疗。期间患者仍间断解暗红色血便数次，血红蛋白进行性下降。2月24日征得患者及家属同意再次行急诊床旁胃镜，内镜下发现十二指肠溃疡病灶活动性渗血，予钛夹3枚夹闭创面后未见活动性出血，并输注悬浮红细胞及血浆；当日21：30左右（约行内镜下止血后8个小时），患者诉头昏、乏力，再次解暗红色血便约500 mL，无腹痛、呕吐、便血、胸闷、胸痛、发热等症状，当时查体：体温36.1 ℃，脉搏108次/分，呼吸12次/分，血压88/52 mmHg，神志淡漠，重度贫血貌，面部皮肤、口唇、甲床苍白，腹平软，中上腹轻压痛，无反跳痛，腹部叩诊呈鼓音，肠鸣音活跃，双下肢无水肿。考虑患者仍存在活动性出血、失血性休克，立即请胃肠外科会诊，会诊建议行经导管动脉栓塞术，出血仍无法控制，再行外科手术。告知家属患者病情危重及栓塞介入治疗的适应证及风险，患者及家属最终同意行动脉栓塞术；23：00左右，我科介入团队在数字减影血管造影（digital subtraction angiography，DSA）引导下行胃十二指肠动脉造影（图16-2），造影下未见明显出血点，与家属沟通征得其同意后予经验性栓塞部分动脉，手术顺利，患者安返病房，术后患者未再解黑便或血便，无呕血，头晕乏力逐渐好转，未出现栓塞后并发症。2月26日复查血常规：红细胞4.12×10^{12}/L，血红蛋白102 g/L；粪便常规+潜血：隐血(-)。患者最终好转出院。

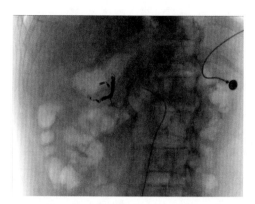

图 16-2　DSA 引导下胃十二指肠动脉造影

［出院诊断］

①十二指肠球部溃疡伴出血；②失血性休克；③重度贫血；④慢性胃炎；⑤高血压 1 级。

病例分析

消化道出血是临床上常见的症状之一，通常以十二指肠韧带为界，将其分为上消化道出血和下消化道出血。消化性溃疡合并出血是上消化道出血中出现频率最高的一种疾病，其中又以胃溃疡出血和十二指肠球部溃疡出血最为常见，临床症状主要表现为上腹痛、呕血、黑便或大便潜血，且易反复发作。若不及时有效地治疗极易引发消化道大出血，甚至出现血容量骤减、休克、循环衰竭、死亡等，严重威胁患者的生命安全。

对于十二指肠溃疡伴大出血患者内科保守药物治疗效果较差，而内镜下止血治疗是公认的一线治疗方法，但文献报道内镜治疗未能控制出血或再次出血需要其他治疗方法者占 8% ～ 25%；进而外科手术成为有效的替代治疗方法，但对于综合状态较差的老

笔记

年患者、外科术后患者及再次出血的患者，外科手术预后较差，死亡率可达 44%～60%。近年来，介入放射学在急诊出血性疾病中发挥越来越重要的作用，血管造影不仅能迅速、清晰地辨别出血位置，而且急诊经导管动脉栓塞术（emergency transcatheter arterial embolization，ETAE）成为内镜止血失败、不耐受外科手术或外科手术治疗失败的有效替代治疗方法，甚至有文献报道，ETAE 可成为急诊消化道出血的首选治疗方法。

ETAE 造影时，依次行腹腔干和肠系膜上动脉造影检查，若造影发现动脉出血，则尽量超选择插管至出血分支，进一步造影明确诊断。若造影表现为阴性，则根据临床上考虑的可能出血部位及造影过程中可疑出血血管进行超选择性插管造影，以明确诊断。十二指肠溃疡出血的表现包括直接征象和间接征象。直接征象为对比剂外溢于空腔脏器内，并经久不散，量大者甚至可勾画出肠道轮廓；量小者可表现为假性动脉瘤形成。间接征象表现为血管密集、粗细不均，胃十二指肠动脉痉挛变细。实验表明，当出血速度达 0.5 mL/min 以上时，选择性动脉造影阳性率达 50%～70%。但临床上的病情往往复杂多变，休克和插管刺激造成的血管痉挛、肠道气体和肠蠕动产生的伪影均可干扰出血征象的显示。急诊十二指肠溃疡出血行 ETAE 治疗，栓塞水平应在出血部位的远、近两端，以减少侧支参与导致复发出血的可能，且行出血动脉栓塞后，尚需行相关的侧支供血动脉造影，了解是否参与出血区的供血，必要时行栓塞治疗。ETAE 的目的仅在于止血，并不期望栓塞后靶器官坏死，所以忌行毛细血管水平栓塞和栓塞范围过大。

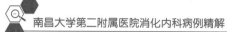

在 ETAE 治疗后，部分患者出现短期肠缺血症状，临床表现为剑突下疼痛或腹部隐痛，未经治疗均可自行缓解。总体来说，ETAE 对于十二指肠溃疡大出血是一种有效的、安全的及快速的治疗手段，肠缺血坏死等并发症发生率低，特别适合年老体弱、多器官功能损伤、不适合及不愿意接受外科手术的十二指肠溃疡大出血患者。

温志立教授点评

胃十二指肠溃疡大出血为临床中的急危重症，需早期积极止血治疗，避免发生失血性休克等严重后果。一般治疗及药物治疗包括去枕平卧、监测生命体征、吸氧、尽快建立有效的静脉通路、扩容补液、强效抑制胃酸分泌药物、止血药物、输血等。治疗过程中，需进行再出血风险评估，若患者仍存在活动性出血，首选内镜下止血治疗（包括局部注射药物止血法、激光凝固法、止血夹法、电凝法、药物喷洒法等）；当内镜下止血效果不显著时可考虑进行动脉栓塞或手术治疗。因患者在大量失血后机体抵抗力差，加之麻醉、手术创伤死亡率较高；且随着造影、影像及微创技术的发展，急诊经导管选择性动脉栓塞术在胃十二指肠溃疡急性大出血患者中的治疗获得显著疗效，具有创伤小、手术时间短、止血效果显著等特点，相对急诊手术具有更显著的疗效。

此病例结合病史、体征及辅助检查，诊断十二指肠球部溃疡伴出血明确。入院后给予抑制胃酸分泌、止血、输血及扩容补液等对症支持治疗后，仍有活动性出血，提示内科保守治疗欠佳；

故再次行急诊床旁胃镜，胃镜发现十二指肠病变部位仍在渗血，给予内镜下钛夹止血治疗后 8 小时，患者再次解血便，量大，同时出现头晕、乏力、血压下降、心率增快等活动性出血及失血性休克表现，提示内镜下止血效果欠佳；与家属沟通后决定行创伤较小的经导管动脉栓塞治疗。术中，在血管造影后不能清晰地显示出血动脉，可能与低血容量、相关血管收缩药物的使用及短期血栓形成有关。即使造影表现阴性，我们也应根据临床上考虑的可能出血部位及造影过程中可疑出血血管进行超选择性插管造影及栓塞。术后患者出血停止，未出现明显的近期及远期并发症，总体来说疗效确切、安全性较高。ETAE 的成功治疗避免了患者进行外科手术，极大地提高了患者的生活质量。

此病例的诊治，给我们带来如下经验。①药物保守治疗、内镜止血、介入栓塞及外科手术 4 种治疗方法，应按照先后顺序综合评估病情进行选择。内镜下止血过程中对出血部位可进行有效定位，再行栓塞术时即使获得间接或直接征象，也能根据内镜定位出血部位进行栓塞。值得注意的是，不论选择哪种非药物治疗方法，药物治疗都应该作为基础治疗贯穿始终。②栓塞技术直接决定栓塞成功率，造影应涉及可能出血的全部血管，并在栓塞成功后寻找是否有侧支循环。③正确选择栓塞剂。目前临床中使用弹簧圈联合明胶海绵颗粒进行"夹心法"栓塞效果最为显著。

参考文献

1. ICHIRO I, SHUSHI H, AKIHIKO I, et al. Empiric transcatheter arterial embolization for massive bleeding from duodenal ulcers: efficacy and complications. J Vasc Interv Radiol, 2011, 22（7）: 911-916.

笔记

2. VENCLAUSKAS L，BRATLIE S O，ZACHRISSON K，et al. Is transcatheter arterial embolization a safer alternative than surgery when endoscopic therapy fails in bleeding duodenal ulcer? Scand J Gastroenterol，2010，45（3）：299-304.

3. BURRIS J M，LIN P H，JOHNSTON W F，et al. Emergent embolization of the gastroduodenal artery in the treatment of upper gastrointestinal bleeding. The experience from a surgeon-initiated interventional program. Am J Surg，2009，198（1）：59-63.

4. WALSH R M，ANAIN P，GEISINGER M，et al. Role of angiography and embolization for massive gastroduodenal hemorrhage. J Gastrointest Surg，1999，3（1）：61-65.

5. 徐春阳，王宏亮，徐伟，等 . 十二指肠溃疡出血的急诊介入栓塞治疗 . 医学影像学杂志，2016，26（5）：874-877.

6. SHAPIRO N，BRANDT L，SPRAYREGAN S，et al. Duodenal infarction after therapeutic gelfoam embolization of a leeding duodenal ulcer. Gastroenterology，1981，80（1）：176-180.

7. MILOSAVLJEVIC T，KOSTIC-MILOSAVLJEVIC M，JOVANOVIC I，et al. Complications of peptic ulcer disease. Dig Dis，2011，29（5）：491-493.

8. 林少彬，郑映苗，马兴灿，等 . 经导管动脉栓塞术治疗十二指肠球部溃疡大出血 . 实用放射学杂志，2013，29（11）：1878-1879.

9. 冉福林，钟漓，赵志 . 经导管选择性动脉栓塞术治疗十二指肠溃疡急性大出血的效果分析 . 吉林医学，2017，38（5）：900-901.

病例提供　李金鹏　余琼芳

执笔　王芬芬

017　小肠憩室伴出血致失血性休克

📋 病历摘要

患者，男性，25 岁，因"解血便 5 天，加重 1 天"入院。

患者 5 天前无明显诱因解暗红色血便 4 次，总量约 300 g，伴头晕、乏力，伴上腹隐痛、便后缓解，伴呕吐（胃内容物），无晕厥，无发热、咳嗽、咳痰、胸闷、胸痛等不适，至当地医院就诊，行胃镜检查示浅表性胃炎，予抑酸护胃、止血、输血等对症支持治疗，症状无明显好转，昨日再次解暗红色血便 1 次，量多。为进一步诊治，遂来我院急诊就诊。血常规示白细胞 11.74×10^9/L，红细胞 3.57×10^{12}/L，血红蛋白 103 g/L，血小板 162×10^9/L。急诊结肠镜示肠镜插至回肠末端，见回肠黏膜少量咖啡色液体。盲肠见大量暗红色液体。结肠及直肠肠腔见大量暗红色液体。胸部及全腹部 CT 平扫均未见明显异常征象。予对症治疗后仍解暗红色血便 2 次，以"消化道出血"收入我科住院。患者自起病以来精神、睡眠一般，禁食状态，大便如上所述，小便无明显异常，体重无明显变化。

3 年前因阑尾炎行手术治疗，否认外伤史。否认药物、食物过敏史。

［入院查体］

体温 36.7 ℃，脉搏 96 次/分，呼吸 20 次/分，血压 120/71 mmHg。神志清楚，中度贫血貌，查体合作。全身皮肤黏膜无黄染、发绀、出血点、水肿、肝掌、溃疡、蜘蛛痣。全身浅表淋巴结未触及肿

笔记

大。结膜苍白，无充血、出血或水肿，巩膜无黄染，双侧瞳孔等大、等圆，对光反射灵敏。口唇较苍白，伸舌居中，颈部无抵抗。双肺呼吸音清，双肺未闻及明显干性、湿性啰音及胸膜摩擦音。心前区无隆起，心率 95 次 / 分，心律齐，心音正常。P2 < A2，未见异常血管征，各瓣膜听诊区未闻及杂音及心包摩擦音，腹部平坦，未见胃肠型及蠕动波，未见腹壁静脉曲张，腹软，无压痛、未触及肿块，Murphy 征（−），肝、脾肋下未触及。肝区、肾区无叩痛，腹部叩诊呈鼓音，移动性浊音（−）。肠鸣音 5 次 / 分。神经系统检查未见异常。

[辅助检查]

2020 年 1 月 29 日当地医院电子胃镜：浅表性胃炎。

2 月 2 日血常规 +C 反应蛋白：白细胞 9.94×10^9/L，红细胞 3.21×10^{12}/L，血红蛋白 92 g/L，血小板 144×10^9/L，血细胞比容 26.10%；C 反应蛋白正常。凝血功能：纤维蛋白原 1.18 g/L，余正常，D- 二聚体：0.69 mg/L。血型：A 型，RH 阳性。肾功能：视黄醇结合蛋白 20.74 mg/L，尿素、肌酐、尿酸、估算肾小球滤过率均正常。电解质：钠 135.99 mmol/L，钙 2.09 mmol/L，钾、氯正常。心电图：窦性心动过速。电子结肠镜：肠镜插至回肠末端，见回肠黏膜少量咖啡色液体。盲肠见大量暗红色液体。回盲瓣呈唇状，开闭良好。结肠及直肠肠腔见大量暗红色液体。胸部及全腹部 CT 平扫未见明显异常征象。

2 月 3 日血常规：红细胞 2.91×10^{12}/L，血红蛋白 85 g/L，血细胞比容 25.00%，输血四项阴性。乙肝表面抗体阳性，余阴性。肝功能：总蛋白 57.31 g/L，白蛋白 36.89 g/L，碱性磷酸酶

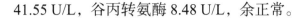

41.55 U/L，谷丙转氨酶 8.48 U/L，余正常。

2 月 4 日血常规：红细胞 1.95×10^{12}/L，血红蛋白 57 g/L，血细胞比容 16.90%。AFP、CEA、CA199、PSA 均正常。尿液分析：葡萄糖（＋）。全腹 CT 增强：左侧中下腹小肠局部肠腔异常强化影，考虑小肠出血，肠腔内对比剂影提示活动性出血，系膜血管局部增粗，不除外血管畸形。

2 月 5 日血常规：红细胞 2.84×10^{12}/L，血红蛋白 86 g/L，血细胞比容 25.30%。肝功能：总蛋白 48.95 g/L，白蛋白 30.53 g/L，球蛋白 18.42 g/L，总胆红素 33.20 μmol/L，直接胆红素 8.30 μmol/L，间接胆红素 24.90 μmol/L，碱性磷酸酶 42.29 U/L，谷丙转氨酶 8.79 U/L。肾功能：尿酸 133.97 μmol/L，余正常。电解质：钙 2.05 mmol/L，余正常。

[治疗过程]

入院后予以心电监护禁食、抑酸护胃、止血、输血等对症支持治疗，患者反复解暗红色血便，含血凝块，伴头昏、乏力，无晕厥，血压呈进行性下降，最低约 72/38 mmHg，血红蛋白由入院 103 g/L 降至 57 g/L，考虑消化道大出血、失血性休克，当地医院胃镜示浅表性胃炎，我院电子结肠镜示盲肠大量暗红色液体，考虑患者小肠出血，急诊全腹 CT 增强提示小肠活动性出血，系膜血管局部增粗，不排除血管畸形。胃肠外科紧急会诊意见：建议立即行全身麻醉下剖腹探查术；介入科会诊意见：考虑患者活动性大出血，失血性休克，建议保持循环稳定的同时，可考虑行血管造影及介入栓塞止血，但有可能出现止血失败需转外科手术，以及栓塞相关并发症发生的风险。家属经慎重考虑后决定直接进行剖腹探查术。手术中探查见腹腔无明显渗出，小肠及大肠可见肠管内淤血，空肠距十二指肠悬韧带以下约 100 cm 可见一憩室，切开憩室，可见搏动性出血，部分小肠与侧腹壁粘连，肝、脾未见异常，手术中根据探查结果行小肠憩室切除术，手术过程顺利，生命体征尚平稳，术中出血量约 30 mL。术后在医师陪同下送综合 ICU 监护。术后标本：肉眼检查小肠憩室见一块 4 cm×3 cm×1 cm 大小的黏膜组织，黏膜表面见 1 cm×0.8 cm 大小的灰红色糜烂区，附部分脂肪组织（2 cm×2 cm×1 cm）。另见一块 1.2 cm×1 cm×0.5 cm 大小的游离黏膜组织。镜下见肠黏膜，部分区黏膜上皮缺损，可见炎性渗出、坏死及肉芽组织形成，灶状急慢性炎细胞浸润。病理诊断为（小肠）慢性溃疡。术后患者出血停止，大便逐渐转黄，血红蛋白升至 86 g/L，恢复良好，好转出院。

［出院诊断］

①小肠憩室伴出血；②失血性休克；③重度贫血；④低蛋白血症。

病例分析

急性下消化道出血是指十二指肠空肠移行部、十二指肠悬韧带以下肠道的急性出血，约占所有急性消化道出血的 20%。对于急性下消化道出血的病因，国内外的相关研究很多，综合分析以肠道憩室、结直肠肿瘤、血管畸形为主，此外还有感染性和非感染性胃肠炎、结肠炎（炎症、感染、缺血、放射线）、溃疡病、痔、静脉曲张和创伤等。其中肠道憩室或血管畸形最为常见。

小肠憩室包括十二指肠憩室、Meckel 憩室和空肠、回肠憩室，可分为先天性和获得性。小肠憩室一般不引起任何症状，临床多以并发症就诊，其中以消化道出血较为多见。小肠憩室可发生在各年龄阶段，以青壮年（15～30 岁）多见，男性多于女性。因此对于反复不明原因出血的青年男性可考虑本病。

在诊断小肠出血的过程中，针对小肠出血患者的不同疾病状态，选择适当时机进行检查，可以较大地提高小肠出血的诊断率，2018 年《中华消化杂志》编委会发表的《小肠出血诊治专家共识意见（2018 年，南京）》（图 17-1）和 2017 年日本胃肠内镜协会（Japan gastroenterological endoscopy society，JGES）发表的指南指导了小肠出血的临床诊治（图 17-2）。

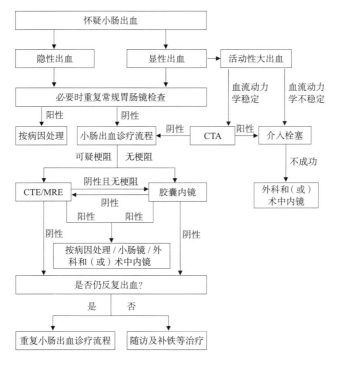

图 17-1　2018 年《中华消化杂志》编委会小肠出血推荐治疗流程

引自《小肠出血诊治专家共识意见（2018 年，南京）》。

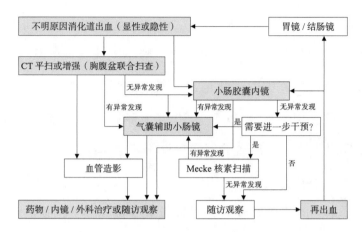

图 17-2　2017 年 JGES 小肠出血推荐诊治流程

引自日本胃肠内镜协会发表的指南。

对于大出血患者，目前仍然首选内镜方法进行诊治，结肠憩室诊断相对容易，结肠镜检查可直观地显示出血病变的部位、性质及程度，有的还可同时行内镜下止血治疗。但小肠相关病变，尤其是空肠憩室并出血，肠镜难以到达，病灶比较隐匿，诊断较为困难，需借助多种检查联合诊断。临床上主要检查手段可选用多排螺旋 CT 小肠成像、CT 血管成像、磁共振小肠成像（magnetic resonance enterography，MRE）、消化道钡餐、小肠插管气钡双重造影、小肠镜、胶囊内镜、选择性肠系膜动脉造影等，另外日本的指南推荐对于不明原因的消化道出血首先行腹部 CT 平扫＋增强检查，该检查在消化道出血诊断中具有重要价值。

温志立教授点评

此患者为年轻男性，起病急，病情进行性加重，主要临床表现为解暗红色血便，无黑便、呕血，且当地医院胃镜检查提示浅表性胃炎，排除了上消化道溃疡、上消化道肿瘤、食管－胃底静脉曲张破裂出血等原因所致的上消化道出血，故应考虑下消化道出血。入我院急诊科后立即行急诊肠镜检查，肠镜提示回肠末端及盲肠见较多暗红色血性液体，大肠未见明显出血灶，且无痔疮。为明确有无小肠病变伴出血，经治医师立即给患者行急诊全腹部CT增强，发现左侧中下腹小肠局部肠腔异常强化影，考虑小肠出血。患者小肠出血明确，出血量大，内科保守治疗效果差，已出现失血性休克，根据《小肠出血诊治专家共识意见（2018年，南京）》，首先应选择血管造影及介入栓塞止血，止血不成功则行外科手术。经管医师、外科医师及介入科医师充分向家属交代病情，并介绍介入／外科治疗的必要性及相关风险；家属最终决定直接行剖腹探查术。术中行内镜检查定位，最终诊断为小肠憩室伴出血，切除病灶后出血得以控制，最终患者好转出院。

此病例的有效诊治充分体现了经管医师及外科医师的准确判断和及时处理，同时，也提醒我们对于不明原因的消化道出血，首先要寻找常见的上消化道及大肠出血的病因，排除常见病变部位出血后，需考虑小肠出血。若此时患者病情危重，仅完善全腹部CT增强初步定位后，就应做好外科手术或介入栓塞止血的准备；若患者病情尚稳定，则尽量行小肠造影（computed tomography enterography，CTE）或MRE，可以更清楚地观察病变；若提示小肠无狭窄或梗阻，则进一步行胶囊内镜或小肠镜明确出血部位，必要时再行外科手术。该病例没有第一时间选择介入栓塞而直接进行了外科手术，是基于介入栓塞无法明确出血病因、患者血流动力学极其不稳定、外科和介入科会诊医师意见及家属意愿等多方面因素综合考虑。最终，外科手术不仅明确了出血系小肠憩室所致，切除了病灶达到根治的目的，还避免了介入栓塞可能导致的肠缺血坏死并发症的发生（发生率为10%～25%）。由此可见，对于小肠活动性大出血，首先需按照共识意见进行治疗方案的选择；但有时也可能需要采取个体化治疗，根据所在医院及科室介入/外科开展情况、患者情况及家属意愿等多方面综合考虑选择最佳的治疗方案。

参考文献

1. STRATE L L, GRALNEK I M. ACG Clinical Guideline：management of patients with acute lower gastrointestinal bleeding. Am J Gastroenterol，2016，111（4）：459-574.

2. LONGSTRETH G F. Epidemiology and outcome of patients hospitalized with acute lower gastrointestinal hemorrhage：a population-based study. Am J Gastroenterol，1997，92（3）：419-424.

3. JUNED S，GREGORY W R，ANDREA F，et al. Applying classification trees to hospital administrative data to identify patients with lower gastrointestinal bleeding. Plos one，2015，10（9）：e0138987.

4. AOKI T，NAGATA N，NIIKURA R，et al. Recurrence and mortality among patients hospitalized for acute lower gastrointestinal bleeding. Clin Gastroenterol Hepatol，2015，13（3）：488-494.

5. NAVANEETHAN U，NJEI B，VENKATESH P G，et al. Timing of colonoscopy and outcomes in patients with lower GI bleeding：a nationwide population-based study. Gastrointest Endosc，2014，79（2）：297-306.

6. RAJU G S，GERSON L，DAS A，et al. American gastroenterological association （AGA）institute technical review on obscure gastrointestinal bleeding. Gastroenterology，2007，133（5）：1697-1717.

7. 朱丽丹，王恒建，汪宏. 小肠憩室的临床诊断与治疗（附6例分析）. 安徽医学，2013，34（2）：134-136.

8. 中华消化杂志编辑委员会.小肠出血诊治专家共识意见（2018 年，南京）.中华消化杂志，2018，38（9）：577-582.

9. LHEWA D Y，STRATE L L. Pros and cons of colonoscopy in management of acute lower gastrointestinal bleeding. World J Gastroenterol，2012，18（11）：1185-1190.

病例提供　汪杨　丁静丽
执笔　王芬芬

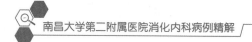
018　巨大胆囊结石致小肠梗阻

病历摘要

患者，男性，50 岁，因"反复呕黑褐色液体 8 天"入院。

患者 8 天前无明显诱因呕黑褐色液体，量约 800 mL，无明显头晕、胸闷、腹痛、发热、黑便、便血等症状，未予重视及治疗；昨日再次呕黑褐色液体，约 1000 mL，呕吐物有恶臭味，无血凝块，伴头晕、乏力、腹部胀痛，无腹泻、黑便、便血。遂至我院就诊，门诊以"肠梗阻、消化道出血？"收入我科住院。患者起病以来纳差，精神、睡眠尚可，近 3 天未排便、有排气，尿量减少，体重无明显变化。

胆囊结石、2 型糖尿病病史，均未予重视及治疗。否认其他系统疾病史。否认烟酒嗜好。否认家族及遗传病史。

[入院查体]

体温 36.5 ℃，血压 112/92 mmHg，脉搏 112 次/分，呼吸20 次/分。神志清楚，皮肤、巩膜无黄染，心律齐，心率 112 次/分，心脏瓣膜听诊区未闻及杂音，双肺呼吸音清，腹膨隆，未见明显胃肠型及蠕动波，未见腹壁静脉曲张，腹软，中下腹压痛，无反跳痛，未触及明显肿块，肝、脾肋下未触及，Murphy 征（−），肝区、肾区无叩痛，肠鸣音 2 次/分，移动性浊音（−），双下肢无水肿。

[辅助检查]

2019 年 12 月 24 日血常规：红细胞 4.16×10^{12}/L，血红蛋白 128 g/L，白细胞 10.74×10^9/L，中性粒细胞百分比 79%，呕吐物潜血（±）。肾功能 Ⅰ：肌酐 155.48 μmol/L，估算肾小球滤过率 43.85 mL/（min·1.73 m^2）。电解质：钾 5.76 mmol/L，钠 116.74 mmol/L，氯 73.28 mmol/L。凝血四项：纤维蛋白原 4.84 g/L，D- 二聚体 2.31 μg/mL。

12 月 25 日肝功能：总蛋白 56.97 g/L，白蛋白 29.21 g/L，白球比 1.05，总胆红素 27.39 μmol/L，直接胆红素 9.74 μmol/L；糖化血红蛋白 8.3%；全血乳酸 4.36 mmol/L。血清 C 反应蛋白 208 mg/L。血气分析：pH 7.44，碱剩余 –2.3 mmol/L，动脉血氧饱和度 97.4%，二氧化碳分压 30.5 mmHg，碳酸氢根 20.6 mmol/L，二氧化碳总量 21.5 mmol/L。肾功能：肌酐 350.09 mg/L，估算肾小球滤过率 17.18 mL/（min·1.73 m^2）。乙肝六项、输血四项全阴，肿瘤三项 +PSA、降钙素原、甲状腺激素（T_3+T_4+ 促甲状腺激素）、内毒素鲎定量测定、B 型脑钠肽、尿液分析等均未见明显异常。床旁心电图（十二通道）：窦性心动过速，Q-T 间期延长。

[治疗过程]

12 月 25 日患者突然呕吐大量黑褐色液体（图 18-1），呈喷射状，量约 2000 mL，粪臭味，肛门未排气及排便，精神、食欲差。当时查体：体温 36.5 ℃，脉搏 130 次 / 分，呼吸 17 次 / 分，血压 85/53 mmHg，嗜睡状态，皮肤黏膜无黄染，心率 130 次 / 分，心律齐，双肺呼吸音清，腹部膨隆，可见胃型，腹肌稍紧，中下腹压痛，无明显反跳痛，未触及明显肿块，肝、脾肋下未触及，

Murphy 征（-），肝区、肾区无叩痛，肠鸣音亢进，振水音（+），移动性浊音（-），四肢厥冷。立即行颈内静脉置管，测得中心静脉压 2 cmH$_2$O，予禁食、胃肠减压、灌肠、抑酸护胃（奥美拉唑）、抗感染（头孢哌酮钠舒巴坦钠 3.0 g、q12 h）、大量扩容补液（24 小时液体入量约 5000 mL）、维持水电解质平衡等对症支持治疗，患者血压和神志逐渐恢复。急诊行胸部 + 全腹 CT 平扫（图 18-2）：①近端回肠管腔内环形高密度影伴其上小肠梗阻扩张；②胆囊窝旁包裹性积液、积气，请结合临床排除感染性病变、肝内胆管积气；③两肺下叶炎症，右侧胸腔、盆腔少量积液。次日行胃镜提示胃潴留，非萎缩性胃炎。

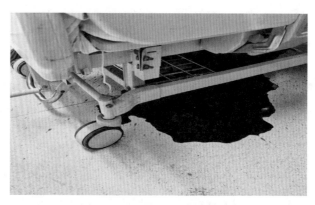

图 18-1　患者呕吐大量黑色液体

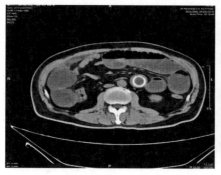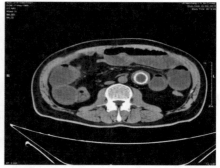

图 18-2　术前全腹 CT

12 月 31 日行剖腹探查小肠，在距回盲部约 150 cm 处触及一5 cm × 5 cm 质硬胆囊结石堵塞肠管形成梗阻，梗阻远端小肠及结肠空虚，梗阻近端小肠、胃腔高度扩张及肥厚；于梗阻近端小肠纵行切开肠壁，取出结石，解除梗阻。术后患者呕吐、腹胀症状好转。

术后于 2020 年 1 月 4 日行全腹 CT 平扫（图 18-3）：肠梗阻术后改变，腹盆腔内积气、积液。1 月 5 日复查血常规：红细胞 3.42×10^{12}/L，血红蛋白 103 g/L，白细胞 6.06×10^9/L，中性粒细胞百分比 89.5%；肾功能 I：肌酐 79 μmol/L，估算肾小球滤过率 95.73 mL/(min·1.73 m^2)；电解质：钾 3.95 mmol/L，钠 140 mmol/L，氯 105 mmol/L，肝功能 I（11 项）：总蛋白 60.96 g/L，白蛋白 25.78 g/L，白球比 0.73，总胆红素 22.45 μmol/L，直接胆红素 8.44 μmol/L，全血乳酸 1.23 mmol/L，各项生化及常规指标均显示较前好转，术后 1 周患者生命体征平稳，好转出院。

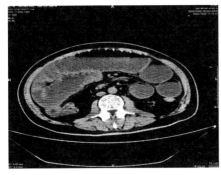 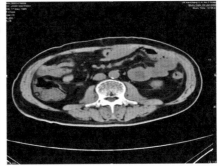

图 18-3 术后全腹 CT

[出院诊断]

①胆囊十二指肠内瘘；②肠梗阻；③休克；④胆囊结石；⑤肾功能不全；⑥电解质紊乱。

［随诊］

经治疗后，患者无腹胀、腹痛、恶心、呕吐、发热等症状，大便通畅。

病例分析

任何原因引起的肠内容物通过障碍都称为肠梗阻，可发生于任何年龄，是常见的外科急腹症之一，也经常发生在消化内科。

［急性肠梗阻分类］

1. 机械性肠梗阻：常见病因有肠腔堵塞（肠道肿瘤堵塞肠腔、肠腔内粪便、寄生虫团、误吞异物）、肠管受压（肠腔外压迫，如腹部肿瘤、囊肿压迫肠管）、肠壁病变（原发性肠肿瘤、克罗恩病、肠结核等）。

2. 动力性肠梗阻：包括麻痹性肠梗阻（因动力不足导致肠蠕动功能障碍）、痉挛性肠梗阻。

3. 血运性肠梗阻：由于肠系膜血管栓塞或血栓形成，肠管血运障碍，继而发生肠麻痹。临床上最多见的肠梗阻原因是肠粘连、肠道肿瘤。

［临床表现］

1. 阵发性腹部绞痛：常常是突然发生，麻痹性肠梗阻发作时没有绞痛，只有在其高度腹胀的时候才会出现持续性的胀痛；机械性肠梗阻则绞痛剧烈，其疼痛的特点是开始时疼痛比较轻，然后逐渐加重直至高峰，后来又逐渐减轻直至消失，经过一段时间以后又会再次发作，比较连续。

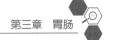

2.肠梗阻以后会发生呕吐：由于肠道的逆蠕动会使患者发生呕吐，呕吐物开始为胃内容物，之后为肠内容物，若肠梗阻发生的部位比较高，出现呕吐的时间会比较早并且会时常发生，呕吐时会吐出胃液及黄色胆汁；若肠梗阻发生的部位位于中部，呕吐时间则出现的比较晚；若肠梗阻发生部位比较低，腹胀会比较明显，呕吐出现的时间也比较晚，呕吐时会吐出粪汁样液体，是由于肠内容物的滞留、细菌的过度生长，把肠内容物分解所造成的。

3.腹胀：腹胀是肠梗阻的后期症状，高位肠梗阻的腹胀经常出现频繁呕吐，所以腹胀比较轻，有时可以看见胃型；低位肠梗阻则呈全腹膨胀，呈均匀性隆起，若腹胀不均匀隆起，可能为小肠扭转或其他闭襻性肠梗阻（内疝）；结肠梗阻因回盲瓣关闭良好，梗阻以上结肠至盲肠可成为闭襻，腹胀以脐周显著，且有压痛，说明肠管血运障碍。

4.肛门不排便、不排气：肠梗阻患者由于肠道完全梗阻，一般都会停止由肛门来排气与排便，但是在急性肠梗阻的早期，如高位肠梗阻，由于梗阻远端肠道里有存留的粪便和气体，所以仍然可以自行排出或是在灌肠后排出，因此不要误认为肛门排便与排气则是没有梗阻。某些绞窄性肠梗阻，有时会见到有血性液体排出。除以上表现外，急性肠梗阻患者还有全身中毒的症状，并且常常会伴有因为中毒而休克的现象，所以病情十分凶险。

［治疗原则］

1.非手术治疗：一般包括纠正水电解质平衡紊乱和酸碱失衡，以及胃肠减压。根据肠梗阻发作的部位、梗阻发作时间的长短，以及实验室检查结果来进行水与电解质的补充。结果显示严重脱水的患者，一定要及时进行血容量的补充，否则可引起血压下降。并且威胁患者生命的不完全在于肠梗阻本身，也包括肠梗阻所引起的全身病理生理变化，为了挽救患者生命，应及时纠正水电解质紊乱，减少肠腔膨胀。但是对于绞窄性肠梗阻，除补充等渗液体以外，及时补充血浆也尤为重要；胃肠减压是治疗肠梗阻的重要方法之一，患者一旦诊断明确，应该立即进行胃肠减压以减轻腹胀，具体方法是将胃管保持在胃内，然后通过胃肠减压来吸出由肠管逆流到胃内的液体与气体，降低肠管膨胀的程度和肠腔内的压力，从而有利于改善全身的肠梗阻情况。纠正水电解质紊乱和酸碱平衡应根据呕吐情况、缺水体征、血液浓缩程度、尿排出量和比重，以及血液生化、血气检测结果而决定。

2. 手术治疗：经过以上治疗，有部分症状比较轻的患者可以达到缓解病情的效果，但是当腹痛情况加重、呕吐不能停止，并且体内白细胞数量增多、体温也开始升高时，则必须进行手术治疗。除了明确有肠绞窄外，一般应先采用非手术的方法治疗，如果缓解，必须进一步检查，明确肠梗阻的原因，再做进一步的治疗；若发现为肠道肿瘤，宜行手术治疗，去除病因。具体的手术方法应该根据肠梗阻的病因、性质及其发病时的症状来决定。总之，手术治疗应在全身的病理生理变化纠正后再进行。

温志立教授点评

本病例中结合患者症状、体征及实验室检查考虑肠梗阻导致大量体液丢失，同时合并腹膜炎而导致休克（感染性＋低血容量性），完善胸腹部 CT 检查及胃镜检查发现小肠梗阻（圆形高密度影）。患者既往有胆囊结石病史，剖腹探查考虑胆囊十二指肠瘘，胆囊结石进入小肠导致小肠梗阻，手术解除梗阻，辅以抗休克、抗感染、胃肠减压、灌肠等治疗，患者症状好转。

由于胆囊内的较大结石在胆囊腔内活动性差，部分患者起初不会有明显不适症状，但是结石长期对胆囊壁的压迫和摩擦可引起胆囊壁炎症，导致胆囊壁与邻近的胃肠道，尤其是与胃窦或十二指肠粘连，且胆囊结石对囊壁的压迫会导致部分患者形成内瘘。临床上对于既往有胆囊结石或胆囊结石并胆囊炎发作病史的中老年患者，出现胆囊内积气或肝内胆管积气等时需要考虑到胆囊十二指肠内瘘的情况。细小的胆囊结石可以随肠液下行，自行排出体外，文献表明只有最小径 > 2.5 cm 的胆结石才会引起梗阻。

胆囊十二指肠瘘是指在十二指肠与腹腔内的胆囊之间形成的病理性通道，开口分别位于十二指肠及胆囊。内瘘形成时，十二指肠及相应空腔脏器的内容物可通过该异常通道相互交通，由此引起感染、出血、体液丧失（腹泻、呕吐）、水电解质紊乱、器官功能受损及营养不良等一系列改变。症状颇似胆囊炎，如嗳气、恶心、呕吐、厌食油腻食物、消化不良，有时有寒战、高热、腹痛，出现黄疸而酷似胆管炎。胆石症有时表现为十二指肠梗阻，也有因胆石下行到肠腔狭窄的末端回肠或回盲瓣处导致梗阻而表现为急性机械性肠梗阻症状。此患者为胆囊结石经胆囊十二指肠瘘进入小肠引起肠梗阻，这在消化内科比较少见，治疗重点在于早期诊断、及时抗休克及手术治疗，以挽救患者的生命。

参考文献

1.　刘钦礼.基层医院40例肠梗阻患者的诊断及手术治疗体会.中国医学创新，2012，9（9）：134-135.

2.　杨荣京，付双印.193例急性肠梗阻手术治疗体会.中国医药导报，2007，4（8S）：119-120.

3.　戴永进.急性肠梗阻56例诊治体会.临床和实验医学杂志，2010，9（6）：441.

4.　邹德玉.急性肠梗阻诊治临床分析.临床医药文献杂志，2015，2（8）：1577-1580.

5.　胡刚，杨建武，黄镇，等.CT阴性胆囊结石伴胆肠瘘致胆石性肠梗阻1例并文献复习.山东医药，2020，60（35）：81-83.

6.　CONZO G，MAURIELLO C，GAMBARDELLA C，et al. Gallstone ileus：one-stage surgery in an elderly patient：one-stage surgery in gallstone ileus. Int J Surg Case Rep，2013，4（3）：316-318.

病例提供　黄晓梅　熊恺

执笔　王芬芬

019 溃疡性结肠炎合并肠道血吸虫病

病历摘要

患者，女性，54岁，因"反复黏液脓血便10月余"入院。

患者10个月前无明显诱因解黏液脓血便，10余次/天，伴腹痛、便后缓解，无恶心、呕吐、畏寒、发热、呕血、四肢关节肿痛、口腔溃疡等症状，2018年6月至外院就诊，行结肠镜检查，诊断为溃疡性结肠炎，病理提示（直肠）黏膜慢性炎症，轻度急性活动，给予美沙拉嗪4 g/d口服，症状稍有好转；9月于当地中医诊所治疗（具体不详），未见好转，腹泻严重时，大便次数仍有10余次/天，其中便血次数为3～5次/天，伴腹部隐痛，无头晕、呕吐等症状。为进一步诊治至我院门诊就诊，门诊以"溃疡性结肠炎"收入我科住院。患者起病以来精神、饮食、睡眠尚可，小便正常，体重无明显变化。

患者身体健康情况一般。否认其他疾病史。否认家族及遗传病史。已绝经。

[入院查体]

体温36.5℃，脉搏70次/分，呼吸12次/分，血压120/80 mmHg。神志清楚，腹肌软，无压痛、反跳痛，肝、脾肋下未触及，Murphy征（−），麦氏点无压痛。肝区、双肾区无叩痛，移动性浊音（−），肠鸣音4次/分，未闻及气过水音及血管杂音。双下肢无水肿。

[辅助检查]

2018 年 6 月外院结肠镜：溃疡性结肠炎；病理：（直肠）黏膜慢性炎症。

2019 年 1 月 21 日至 1 月 26 日我院实验室检查。电解质：钠 135.55 mmol/L。肾功能 I：尿素 2.20 mmol/L。糖化血红蛋白 8.2%，甲胎蛋白 9.4 ng/mL。乙肝六项：乙肝表面抗体 16.513（阳性），余阴性。血常规 +C 反应蛋白、输血四项、肝功能、凝血四项 + D- 二聚体、红细胞沉降率、抗核抗体(antinuclear antibody，ANA)谱、ANA 谱 3、抗中性粒细胞胞质抗体（antineutrophil cytoplasmic antibody，ANCA）谱及免疫功能五项大致正常。尿液分析大致正常。粪便常规 + 潜血：镜检白细胞（ +++ ）/HP。

1 月 21 日心电图：①窦性心律；②正常心电图。

1 月 22 日全腹 CT 平扫：肝右叶包膜下脂肪瘤或脂肪堆积；乙状结肠 – 直肠壁线状高密度影，需结合肠镜检查。

1 月 24 日电子胃镜检查：非萎缩性胃炎。电子结肠镜检查（图 19-1）：肠道见大量粪水、粪渣，影响观察。全肠可见肠黏膜粗糙、黏膜充血，以乙状结肠及直肠为甚，可见黏膜糜烂，有地图样溃疡。诊断：溃疡性结肠炎（活动期）。

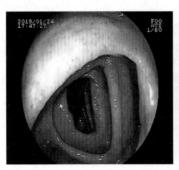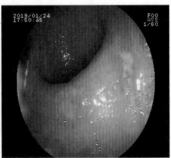

图 19-1　结肠镜

［入院诊断］

①溃疡性结肠炎（慢性复发型、广泛结肠型、活动期、中度）；②慢性胃炎；③2型糖尿病。

［治疗过程］

患者入院后感上腹隐痛，仍有黏液血便，10余次／天，便血次数为3～5次／天，无恶心、呕吐、黑便、畏寒、发热等，精神、食欲一般。治疗上予抑酸护胃、美沙拉嗪缓释颗粒剂抗感染（4 g/d）、调节肠道菌群、补液及营养支持等对症治疗。患者腹痛逐渐缓解，便血次数减少至每天2～3次，伴里急后重感。1月30日患者症状缓解要求出院，嘱出院后继续服用美沙拉嗪缓释颗粒剂（4 g/d），辅以口服蜡样芽孢杆菌调节肠道菌群，并嘱患者1周后回我院取肠镜病理报告。

2月12日查看患者胃镜病理报告，提示（胃窦）轻度慢性非萎缩性胃炎；肠镜病理报告提示（直肠）黏膜慢性炎，并见钙化血吸虫卵沉积（图19-2）；电话随访患者并追问病史，患者诉出院后仍有间断便血，有血吸虫疫区接触史，其父曾患血吸虫病；

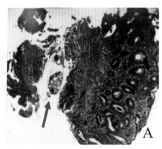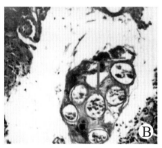

A：HE染色，×25　　　B：HE染色，×100

图19-2　肠镜病理

结合患者临床症状、内镜下表现、实验室检查、病理结果及疫区接触史，修正诊断为肠道血吸虫病。患者于 4 月 22 日至血防站就诊，确诊慢性血吸虫病，予吡喹酮治疗 2 天，症状有所缓解，但便血仍反复。

5 月 8 日患者住院复查，血常规、C 反应蛋白、红细胞沉降率及肝肾功能等指标均大致正常，复查肠镜提示回盲瓣正常，黏膜光滑，直肠、乙状结肠、降状结肠黏膜充血，血管纹理消失，直肠、乙状结肠黏膜糜烂明显；诊断为溃疡性结肠炎（左半结肠型、活动期）。CTE：直肠、乙状结肠水肿、增厚，伴硬化改变，肝脏欠光整，考虑肝右叶血管平滑肌脂肪瘤。肛周 MRI 增强：未见活动性瘘管，直肠、乙状结肠明显水肿增厚。胸部 CT：右肺上叶斑点状增殖灶，左肺上叶及右肺下叶多发钙化灶。此时，修正诊断为溃疡性结肠炎合并肠道血吸虫病，美沙拉嗪及杀虫治疗效果欠佳，故升级使用激素，给予注射用甲泼尼龙琥珀酸钠 40 mg 静脉滴注冲击治疗，1 周后改用醋酸泼尼松 35 mg（7 片）、口服、1 次 / 天，逐渐减量，联合美沙拉嗪缓释颗粒剂 4 g 口服、美沙拉嗪灌肠液灌肠等治疗。1 个月后患者症状缓解，大便 1 ～ 2 次 / 天，无黏液脓血便及腹痛。

[修正诊断]

①溃疡性结肠炎（慢性复发型、广泛结肠型、活动期、中度）；②肠道血吸虫病；③ 2 型糖尿病。

病例分析

溃疡性结肠炎（ulcerative colitis，UC）最常发生于青壮年，发病高峰年龄为 20 ～ 49 岁，性别差异不明显（男女比为 1.0 ∶ 1 ～ 1.3 ∶ 1）。临床表现为持续或反复发作的腹泻、黏液脓血便，伴腹痛、里急后重和不同程度的全身症状，病程多在 6 周以上。可有皮肤、黏膜、关节、眼、肝胆等肠外表现。黏液脓血便是 UC 最常见的症状。不超过 6 周病程的腹泻需要与感染性肠炎相鉴别。

UC 缺乏诊断的"金标准"，主要结合临床表现、实验室检查、影像学检查、内镜检查和组织病理学表现进行综合分析，在排除感染性和其他非感染性结肠炎的基础上进行诊断。若诊断存疑，应在一定时间（一般 6 个月）后进行内镜及病理组织学复查；肠镜及活检是诊断的主要依据。肠镜表现多从直肠开始，呈连续性、弥漫性分布；轻度炎症特点为红斑、黏膜充血和血管纹理消失，中度炎症为血管形态消失，出血黏附在黏膜表面、糜烂，常伴有粗糙、呈颗粒状的外观，且黏膜脆性增加（接触性出血）；重度炎症为黏膜自发性出血及溃疡。黏膜活检建议多段、多点取材；活动期表现：①固有膜内有弥漫性、急性、慢性炎症细胞浸润；②隐窝结构改变，隐窝大小、形态不规则、分支、出芽、排列紊乱、杯状细胞减少等；③可见黏膜表面糜烂、浅溃疡形成和肉芽组织。

UC 诊断成立后，需全面评估病情和预后，制订治疗方案。首先，要确定临床类型，可分为初发型和慢性复发型。其次，要确定病变范围，推荐采用蒙特利尔分型（表 19-1），该分型特别有助于癌变危险性的估计和监测策略的制订，亦有助于治疗方案的选择。再次，要判断疾病活动性的严重程度，UC 病情分为活

笔记

动期和缓解期，活动期 UC 按严重程度分为轻、中、重度。改良 Truelove 和 Witts 疾病严重程度分型标准（表 19-2）易于掌握，临床上非常实用。最后，明确有无肠外表现和并发症；肠外表现包括关节损伤、皮肤黏膜表现、眼部病变、肝胆疾病、血栓栓塞性疾病等。并发症包括中毒性巨结肠、肠穿孔、下消化道大出血、上皮内瘤变及癌变。

表 19-1　蒙特利尔分型

分型	分布	结肠镜下所见炎症病变累及的最大范围
E1	直肠	局限于直肠，未达乙状结肠
E2	左半结肠	累及左半结肠（脾曲以远）
E3	广泛结肠	广泛病变累及脾曲以近乃至全结肠

表 19-2　改良 Truelove 和 Witts 疾病严重程度分型

严重程度分型	排便次数（次/天）	便血	脉搏（次/分）	体温（℃）	血红蛋白	红细胞沉降率（mm/h）
轻度	< 4	轻或无	正常	正常	正常	< 20
重度	≥6	重	> 90	> 37.8	< 75% 的正常值	> 30

注：中度介于轻、重度之间。

血吸虫病是血吸虫寄生于门静脉系统所引起的疾病，主要病变为虫卵沉积于肝脏、肠道等组织而引起的虫卵肉芽肿。根据病程及临床特点，该病可分为急性、慢性、晚期及异位血吸虫病 4 种。慢性血吸虫病是因感染血吸虫尾蚴而渐起、反复出现的以隐匿性间质性肝炎和（或）慢性结肠炎为主要表现的临床类型，见于轻度感染无明显症状或未经治疗症状自行消失及急性血吸虫病经治疗未痊愈的患者。一般病程在半年以上，有的可长达 10 ～ 20 年。慢性血吸虫病部分患者呈轻度至中度的非特异性表现，如乏力、食欲不振、慢性腹泻，重度可有腹痛，伴里急后重、黏液脓血便，颇似细菌性痢疾。腹泻、黏液便常于劳累、受凉或饮食不当后出现或加重，休息时减轻或消失。肠镜下肠黏膜活检或粪检发现虫卵可作为确诊依据，并可见慢性结肠炎改变。慢性血吸虫病有以下 5 条诊断依据：①血吸虫疫水接触史；②乏力、腹泻或黏液便，肝大和（或）脾轻度增大；③肝功能及影像学改变和（或）结肠炎病变；④血清免疫学检查阳性；⑤直肠黏膜活检或粪检发现血吸虫虫卵。该病例符合以上 5 条，故为确诊病例。

温志立教授点评

本例患者为中年女性，有反复的黏液脓血便、伴里急后重、腹痛，病程大于 6 周，内镜下见全结肠黏膜粗糙、充血，以乙状结肠及直肠为甚，可见黏膜糜烂及浅溃疡，起初使用美沙拉嗪治疗可以缓解症状；即使黏膜活检未见明显隐窝结构改变、浅溃疡及肉芽组织等典型的 UC 表现，但仍可临床拟诊溃疡性结肠炎。根据蒙特利尔分型、改良 Truelove 和 Witts 疾病严重程度分型诊断为慢性复发型、广泛结肠型、活动期、中度，此诊断规范且准确；治疗上给予一线药物美沙拉嗪，联合益生菌及营养支持治疗，患者症状有所缓解，但仍反复，一直未达到临床缓解及黏膜愈合。在第 1 次肠镜病理检查见到钙化血吸虫卵，并追溯到患者有血吸虫疫水疫区接触史时，经管医师开始怀疑对患者的诊断。UC 的鉴别诊断之一就包括肠道血吸虫病，而患者目前有明确的肠道血吸虫感染证据，加上临床诊断思维的"一元论"原则，很容易让

笔记

经管医师推翻 UC 的诊断，改为肠道血吸虫病。在正规治疗肠道血吸虫病后，患者症状仍未得到完全控制，经过疑难病例讨论后，最终修正诊断为溃疡性结肠炎，同时合并肠道血吸虫病；而患者症状反复得不到缓解，需升级治疗方案，如激素、免疫抑制剂甚至生物制剂。在给予激素（静脉冲击＋口服）后继续予美沙拉嗪维持治疗，最终患者达到临床缓解及黏膜愈合。

此病例的难点在于鉴别诊断，包括 UC 在内的炎症性肠病多半是排他性诊断，尤其在相关检查项目不够完善、缺乏炎症性肠病专科培训的临床医师的医院，确诊炎症性肠病往往比较困难。因此，需要加强基层医院的内科医师、影像科医师及病理科医师对炎症性肠病的诊断及治疗基本原则的掌握。另外，此病例的特殊之处还在于两个鉴别诊断的疾病同时出现在一例患者身上，打破了"一元论"的临床诊断思维。"一元论"的诊断思维在节约诊疗成本和筛查常见疾病等过程中起到了指导性作用，但对于一些特殊的病例，我们需要将眼界和思维放得更宽广一些，避免漏诊、误诊。

参考文献

1. 中华医学会消化病学分会炎症性肠病学组. 炎症性肠病诊断与治疗的共识意见（2018年，北京）. 中华消化杂志，2018，38（5）：292-311.
2. 邓维成，杨镇，谢慧群，等. 日本血吸虫病的诊治——湘鄂赣专家共识. 中国血吸虫病防治杂志，2015，27（5）：451-456..

病例提供　王芬芬　李军

执笔　王芬芬

020　以腹痛为首发症状的系统性红斑狼疮

病历摘要

患者，女性，30岁，因"中上腹部疼痛6天"入院。

患者2019年4月1日无明显诱因出现中上腹部胀痛，呈阵发性，每次持续数分钟，伴恶心、呕吐，呕吐物为胃内容物，呕吐后腹痛不缓解，伴腹泻，水样便、无黏液脓血，2～3次/天，无头晕、头痛、胸闷、心悸、畏寒、发热等症状。期间多次到当地医院就诊，给予654-2、磺苄西林、左氧氟沙星、兰索拉唑及甲氧氯普胺等治疗，症状未见好转且加重。为进一步诊治，于4月6日至我院急诊科就诊，查全腹CT提示部分肠管管壁阶段性增厚，黏膜见分层样水肿，考虑炎症可能；盆腔大量积液，给予补液、抑酸护胃、解痉等对症支持治疗，以"腹痛待查"收入我科住院。患者起病以来精神、食欲、睡眠欠佳，小便正常，大便如前所述，近期体重无明显下降。

患者身体健康情况一般。2019年3月于我院口腔科行舌下囊肿切除手术。甲状腺功能减退10年，规律服用左甲状腺素钠片，3次/天，75 μg/次。否认家族及遗传病史。

［入院查体］

体温36.5℃，脉搏84次/分，呼吸20次/分，血压140/95 mmHg。神志清楚，痛苦面容，心肺未闻及明显异常，腹部稍膨隆，未见胃肠型及蠕动波，未见腹壁静脉曲张，腹肌稍紧，中上腹有压痛，轻微反跳痛，未触及肿块，Murphy 征（－），肝、脾肋下未触及。肝区、肾区无叩痛，腹部叩诊呈鼓音，移动性浊音（－）。肠鸣音 2～3 次 / 分。双下肢无水肿。

[辅助检查]

2019 年 4 月 6 日全腹 CT 平扫（图 20-1）：部分肠管管壁节段性增厚，黏膜见分层样水肿，考虑炎症可能，建议结合临床完善肠镜检查；盆腔大量积液；左肾结石并左侧输尿管轻度积水；左侧附件囊性灶，建议结合专科及超声检查。

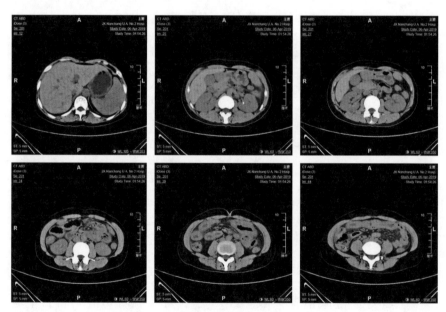

图 20-1　全腹 CT 平扫（2019-04-06）

4 月 7 日我院急诊血常规 +C 反应蛋白：中性粒细胞百分比 79.1%，淋巴细胞百分比 11.8%，其余大致正常。游离甲状腺激素：游离三碘甲状腺原氨酸 1.24 pg/mL，游离甲状腺素 0.88 ng/dL，超敏促甲状腺素 0.455 mIU/L。

笔记

入我科后完善相关检查。①血常规：中性粒细胞百分比 85.4%，淋巴细胞百分比 9.7%，中性粒细胞 7.71×10^9/L，淋巴细胞 0.88×10^9/L，嗜酸性粒细胞 0.07×10^9/L，其余大致正常。②电解质Ⅱ：钾 2.93 mmol/L，钠 130.02 mmol/L，总钙 1.93 mmol/L。③血气分析：pH 7.52，二氧化碳分压 18.4 mmHg，碳酸氢根 14.8 mmol/L，碱剩余 –6.0 mmol/L，二氧化碳总量 15.4 mmol/L，动脉血氧饱和度 98.1%。④ANA 谱：抗核抗体（＋），S 型 1∶3200；ANA 谱 3：抗 SS-A 抗体（+++），抗 Sm 抗体（−），抗 Ro-52 抗体（+++），抗 SS-B 抗体（+++）；ANCA 谱：抗髓过氧化物酶抗体 0.655 IU/mL，抗蛋白酶 3 抗体 1.807 IU/mL。⑤风湿四项：类风湿因子 364.00 IU/mL。⑥直接抗人球蛋白 IgG 试验未见明显异常。

4 月 8 日复查全腹 CT 平扫＋增强：腹腔肠管明显扩张水肿，考虑为炎性病变；腹膜炎。胆囊内密度增高、膀胱内密度增高影，建议随访；左肾结石。

4 月 10 日狼疮抗凝物质检测：狼疮抗凝物 LA1 40.30 秒，狼疮抗凝物 LA2 34.60 秒，未检出狼疮抗凝物。粪便常规＋潜血：镜检见霉菌/HP。结核感染 T 细胞检测（T cell spot test，T-SPOT）、大便细菌培养及鉴定＋药敏试验＋涂片、甲状旁腺激素、C 反应蛋白、红细胞沉降率测定、降钙素原检测、肿瘤四项、胸腹腔积液生化未见明显异常。

［入院诊断］

①结肠炎；②腹膜炎；③腹水；④甲状腺功能减退。

［治疗过程］

入院后给予禁食、抑酸护胃、抗感染、补液、解痉止痛、调节肠道菌群及营养支持等治疗，患者腹痛稍有缓解，但腹胀无缓解，且持续加重，期间2次查血气分析提示二氧化碳分压显著降低，考虑是腹痛导致过度通气所致，予患者面罩给氧；考虑患者腹胀系胃肠道水肿致不完全性肠梗阻，故予胃肠减压及灌肠处理，并行腹腔穿刺引流术缓解腹胀；入院后第4天，实验室检查提示系统性红斑狼疮累及胃肠道可能，请风湿免疫科会诊后，遵会诊意见，于4月10日晚予甲泼尼龙1000 mg及人免疫球蛋白10 g治疗，之后转风湿免疫科治疗2周后好转出院。

［出院诊断］

①系统性红斑狼疮（systemic lupus erythematosus，SLE）；②狼疮累及胃肠道；③多浆膜腔积液；④甲状腺功能减退。

病例分析

SLE是一种原因不明的、以组织和细胞被病理性的自身抗体和免疫复合物损害为特征的多系统疾病，可累及骨骼肌系统、肾脏、中枢神经系统、胃肠道系统、心、肺和血管，以中年女性多见，也可见于儿童和老人。多数起病缓慢，临床变化多端，病程迁延反复。90%的患者有关节炎或关节肿痛病史，有的可出现各种皮疹、光过敏、脱发、黏膜溃疡等，常具有特征性蝶形红斑。SLE可以累及消化系统的任意部位，8%～40%的患者以急性或隐匿性腹痛就诊。本病容易与炎性肠病等引起的临床急腹症相混淆，及时准确诊断并采取激素及免疫抑制剂治疗可以缓解症状，避免肠穿孔及肠坏死。徐东等发现SLE有消化系统受累的患者病死率增加 16.54 倍，ANA（＋）、C3 降低和 CH50 降低可以预测 SLE 患者易于伴发消化系统疾病。在临床治疗过程中，当患者出现严重而复杂的胃肠道损害，非专科医师对该病认识不足，对病情严重性未正确评估，或因病因诊断不明确被误诊，会造成治疗延误，效果不佳，胃肠症状反复发作、迁延，会导致病情恶化甚至危及生命，因此早期诊断、治疗十分重要。

SLE 消化系统损害治疗方面，内科是基础，要早期诊断，应用免疫抑制剂、激素积极控制原发病，及时有效地对症治疗，如胃肠减压、灌肠、营养支持等，有手术指征的应及早手术治疗。手术时应考虑到以下几个方面：①患者大多免疫力低下；②全身状况较差；③手术应尽量行微创手术，腹腔镜值得考虑；④应该在内科治疗的基础上进行；⑤有效的抗感染治疗是必需的。

SLE 与甲状腺功能减退症的发病机制尚不明确，尤其是关于两者关系的阐释并不确切。目前普遍认同的观点是，SLE 的发病导致患者免疫功能异常、抗体大量产生的同时，损害了患者自身甲状腺的滤泡细胞，导致患者的甲状腺激素分泌下降，进而引发甲状腺功能减退；临床对 SLE 的治疗可使甲状腺功能异常的情况得到改善。因此，本病例甲状腺功能减退可能仅是 SLE 的局部表现。

温志立教授点评

本例患者为急性起病，表现为呕吐、腹泻、腹部压痛及反跳痛，这是胃肠道的血管炎所致，如肠系膜血管炎。肠系膜血管的动静脉伴行，支配胃肠营养和功能，若发生病变，则所支配的部位会产生相应症状，严重时危及生命，必须引起我们的重视。据报道，在 SLE 患者中出现严重腹泻者占 17.55%，由于以胃肠道病变为首发的 SLE 临床表现不具有特异性，且消化科医师对 SLE 的认识不足，往往易出现漏诊、误诊，以致延误治疗。原发性腹膜炎是 SLE 的罕见并发症，病因是腹膜的非特异炎症、肠道血管炎。临床上除了有腹膜炎症状、体征外，腹水性质是漏出液，有时可找到 SLE 细胞。

该病例仅通过临床表现、常规实验室检查及 CT 影像检查是无法确诊 SLE 的，如果临床医师（尤其是青年医师）缺乏经验，可能会在对症治疗后先行胃肠镜检查，但该患者入院时存在肠梗阻，行肠道准备及肠镜检查很可能会加重肠梗阻。庆幸的是，此病例的经管医师入院后即考虑到了 SLE，在最短的时间内完善了 ANA 谱 /ANA 谱 3/ANCA 谱等免疫指标检查，及时请风湿免疫科会诊，同时结合患者有甲状腺功能减退病史，最终确诊为 SLE 累及胃肠道，在使用激素及免疫球蛋白治疗后，患者最终好转出院。

SLE 是常见的结缔组织病，临床表现多样，活动期病情十分凶险。胃肠道症状是并发症之一，发生率为 25% ～ 50%，其中大部分为非特异性症状。由于 SLE 患者同时合并器官受累与药物中毒，可因多种原因出现胃肠道症状，因而容易导致误诊。此外，并发胃肠道症状的患者需要及时治疗，倘若延误疾病，严重时可危及患者生命。

此病例的诊治，提醒我们在临床工作中要密切观察患者的病情变化，排除本科室常见疾病时，要多系统查找病因，不断总结经验，避免漏诊、误诊。对于因不明原因的腹痛及其他胃肠道症状就诊的青年女性，尤其要重视风湿结缔组织病的可能，必要时请相关科室会诊。另外，由于 SLE 患者伴较高甲状腺功能障碍发生率，在 SLE 检查治疗中应重视甲状腺功能，必要时可行甲状腺针吸活检。

参考文献

1. 王颖芳，朱小春，杜红卫，等 . 狼疮致肠系膜血管炎 26 例临床分析 . 临床荟萃，2012，27（16）：1426-1428.

2. 李正红 . 系统性红斑狼疮的胃肠道损害 . 中华实用儿科临床杂志，2014，29（19）：1444-1446.

3. 赵静，田梅，戴岷 . 系统性红斑狼疮合并胃肠道血管炎 1 例报告 . 贵州医药，2015，39（4）：347-348.

4. 荣霞，刘毅，黄向阳 . 系统性红斑狼疮肠道病变 36 例临床回顾性分析 . 中华风湿病学杂志，2015，19（4）：238-241.

5. 徐东，杨红，张煊，等 . 系统性红斑狼疮消化系统受累患者实验室指标的多因素分析 . 北京医学，2011，33（1）：9.

6. 刘丹，沈斯瑶，赵红英，等 . 系统性红斑狼疮严重胃肠道损害的临床研究 . 河北联合大学学报（医学版），2012，14（2）：193.

7. 丁鹤林，傅祖植 . 甲状腺激素水平与系统性红斑狼疮活动性及其预后的关系 . 临床内科杂志，1997，14（5）：259-260.

8. 吴建蓉，李善芳 . 系统性红斑狼疮并发甲状腺功能减退 1 例报告 . 中国临床医学，1999，6（3）：291-292.

病例提供　王芬芬　张贝

执笔　王芬芬

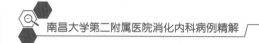

021　不明原因的缺铁性贫血

病历摘要

患者，女性，65 岁，因"气短、乏力 2 月余"入院。

患者 2 个月前无明显诱因出现气短、全身乏力，活动后明显，休息可缓解，开始未予重视，未诊治，后上述症状反复发作，逐渐加重，无恶心、呕吐、呕血、黑便、胸闷、胸痛、腹胀、腹痛、腰痛、发热等不适，于当地医院就诊，查血常规提示血红蛋白 68 g/L，予输血治疗，复查血常规提示血红蛋白 72 g/L，症状稍改善。为进一步诊治至我院就诊，门诊以"贫血"收入我科住院。患者自起病以来精神、饮食、睡眠一般，大小便正常，近期体重无明显变化。

高血压 2 级，规律服用降压药，血压控制可，否认糖尿病等其他病史，否认手术史。

[入院查体]

体温 36.8 ℃，脉搏 74 次/分，呼吸 19 次/分，血压 133/58 mmHg。神志清楚，中度贫血貌，皮肤、巩膜无黄染，心、肺查体未见明显异常，腹软，无明显压痛、反跳痛，肝、脾肋下未触及，肠鸣音正常，移动性浊音（－），双下肢无水肿。

[辅助检查]

2019 年 1 月 11 日当地县人民医院电子胃镜：糜烂性胃炎。

1 月 22 日①血常规 +C 反应蛋白：白细胞 3.33×10^9/L，血红蛋

白 71 g/L，嗜酸性粒细胞百分比 18.31%，嗜酸性粒细胞 0.9×10⁹/L，血细胞比容 30.50%，平均红细胞体积 62.6 fL，平均红细胞血红蛋白含量 18.4 pg，平均红细胞血红蛋白浓度 225 g/L。②生化、凝血 +D- 二聚体、乙肝六项、输血四项等大致正常。③肿瘤四项：铁蛋白 6.2 μg/mL，其余正常。

1月 23 日粪便常规 + 潜血：潜血（++）、粪便虫卵（－）。

1月 24 日①电子胃镜：非萎缩性胃炎。②电子结肠镜：大肠未见明显异常。③全腹部 CT 平扫 + 增强：肝脏小囊肿，肾脏小囊肿。

［治疗过程］

考虑患者为缺铁性贫血，原因不明，胃肠镜及腹部 CT 均未见明显异常，大便潜血阳性，需排外小肠病变，故进一步完善胶囊内镜检查（图 21-1），结果提示空肠大量寄生虫（钩虫）；给予甲苯咪唑 100 mg/ 次、2 次 / 天，驱虫治疗 3 天，予蔗糖铁输注，出院后予琥珀酸亚铁口服补铁，并嘱患者及家属注意饮食卫生及手卫生，出院后 8 周随访，患者贫血明显改善，粪便潜血阴性，恢复良好。

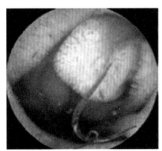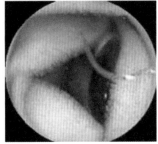

图 21-1　胶囊内镜（2019-01-29）

［出院诊断］

①小肠钩虫病；②缺铁性贫血（中度）。

…

病例分析

缺铁性贫血是一种临床常见贫血类型，是指机体缺铁导致的小细胞低色素性贫血，主要是机体铁剂丢失过多、吸收障碍、铁剂摄入不足所致。钩虫病是指钩虫寄生在人体的小肠中而引发的疾病，往往会导致患者胃肠功能紊乱、缺铁性贫血、营养不良等，同时还可伴有咳嗽、发热、皮肤坏损、水肿、腹泻、腹痛、乏力、异食癖等症状。钩虫主要经皮肤接触感染，无须中间宿主，手指间及脚趾间的皮肤是钩虫最常见的侵入部位，在卫生劳保条件较差的农村极易感染，有生食被污染的蔬菜习惯者可经口感染。钩虫病是严重影响人民群众身体健康和社会经济发展的公共卫生问题；随着人们生活水平的提高，城市中寄生虫病的发病率明显降低，但农民常赤手赤脚下地劳动，感染钩虫的机会仍比较高。部分医务工作者对其认识不足、警惕性不高，容易忽视由钩虫病所致的顽固性缺铁性贫血，造成误诊或漏诊，导致患者错过最佳治疗时间。

钩虫成虫一般寄生在人体的小肠，在回肠中上段、十二指肠、空肠上段均可看到。钩虫借口囊咬附在小肠黏膜绒毛，以摄取肠液、黏膜上皮、血液为主。钩虫在吸血时，会分泌出一定的抗凝血物质，因此会导致咬附的黏膜渗血不止。每条钩虫平均每天导致的失血量在 $0.14 \sim 0.40$ mL，钩虫一般每日会叮咬 $4 \sim 6$ 个部位，导致肠黏膜出现广泛出血、破损，长期性的钩虫感染会导致患者胃肠功能紊乱、慢性肠炎、缺铁性贫血、黑便或大便潜血阳性等症状。钩虫感染的临床表现不具备特异性，常规胃镜、结肠镜无法检查全小肠，所以对于虫卵阴性的钩虫感染病例，诊断存在一定困难。

　　粪便常规涂片法检出钩虫卵阳性率较低，有数据显示仅为3.6%，因此不能仅凭一次检查结果排除肠道寄生虫感染，应反复检查、采用粪便浓缩技术和加藤厚涂片法以提高检出率。常规胃镜、结肠镜可见少数寄生于十二指肠和末段回肠、回盲部的钩虫，但其对钩虫最常见的寄生部位空肠和长达 4 ～ 6 m 的全段小肠均无法检查，对提高钩虫病的诊断率作用有限。胶囊内镜于 20 世纪初问世，使小肠疾病检查方法有了突破性进展，实现了全小肠可视化观察，对病灶源于小肠的不明原因消化道出血、缺铁性贫血的诊断具有重要价值，而小肠钩虫感染正是引起上述临床表现的少见病因，因此通过胶囊内镜检查有望提高小肠钩虫感染的诊断率。胶囊内镜随肠道收缩蠕动缓缓翻滚前进，镜头紧贴小肠壁，基本不留盲区，可对小肠腔内情况进行全面观察。胶囊内镜图像清晰、分辨率高，对 1 ～ 2 mm 大小的黏膜改变、淋巴滤泡，甚至针尖大小的出血点均可清晰显示。钩虫成虫长约 10 mm，在胶囊内镜下十分明显。一般来说，胶囊内镜均可顺利通过有虫肠段，无激惹钩虫或胶囊滞留风险。

　　在肠道线虫感染病症的临床治疗中，甲苯咪唑作为一种常见的广谱驱肠虫药，体内或体外试验均证明能直接抑制线虫对葡萄糖的摄入，导致糖原耗竭，使其无法生存，具有显著的杀灭幼虫、抑制虫卵发育的作用，但不影响人体内血糖水平，可用于防治钩虫、蛔虫、蛲虫、鞭虫、粪类圆线虫等肠道寄生虫病。其主要通过口服给药大部分在肠道被吸收，最终通过粪便排出；患者于餐后半小时口服，可使肠道吸收的药物浓度达到最高，以实现对线虫、幼虫及虫卵的驱杀溶解，从而实现对患者病症的控制和改善。甲苯咪唑作为一种高效驱虫药物，具有较为突出的驱虫效果，并且对于人体的不良反应影响相对较小，临床应用的安全性相对较高。

温志立教授点评

本病例中，患者以贫血所致的气短、乏力为首发症状多次至医院就诊，虽无明显呕血、黑便等消化道出血表现，但粪便潜血阳性，血常规提示为小细胞低色素性贫血，铁蛋白低，故仍提示患者贫血可能是消化道慢性失血或吸收障碍所致。完善常规胃肠镜及全腹部 CT 平扫＋增强、肿瘤指标均未发现包括肿瘤在内的可解释患者消化道出血原因的病灶。于是将出血部位锁定在小肠，故行胶囊内镜检查，结果提示空肠大量钩虫，最终诊断小肠钩虫病明确，予杀虫及补铁治疗后患者症状明显好转。

值得注意的是，患者入院时血常规提示嗜酸性粒细胞明显增多，就已提醒我们患者存在寄生虫感染的可能。然而，临床工作中，大家往往仅注重查看红细胞、白细胞及血小板这三系的数值变化，常常忽视嗜酸性粒细胞及其他数值的变化，而漏掉重要的诊断线索。发现原因不明的嗜酸性粒细胞增多患者，必须仔细了解其生活环境和饮食史，警惕寄生虫感染的可能。寄生虫感染是嗜酸性粒细胞增多最常见的原因，单细胞的原虫感染一般不引起其增多，而多细胞的蠕虫、吸虫感染则可引起，其增多的程度与虫体，特别是幼虫侵入组织的数量和范围相平行。在组织内被包裹的或仅限于肠道腔内的感染（蛔虫、绦虫），一般不引起嗜酸性粒细胞增多，但能破坏肠黏膜的寄生虫（钩虫）则可以。

钩虫病临床诊断十分困难，常规试验技术手段中，涂片虫卵检出率很低，常规内镜，如胃镜、结肠镜不能有效窥视大部分小肠；小肠钡餐、腹部 CT 和 MRI 等虽能检查整个小肠，但由于钩虫虫体纤细，影像分辨率差。针对小肠病变，有效的检查手段是小肠镜和胶囊内镜。但前者操作技术复杂，费用昂贵，而且是一种有创检查，故很少用于小肠钩虫病的检查。胶囊内镜作为一种新型的无线内镜，具有无创、患者依从性好的优点，对各种小肠病变的诊断有特殊价值。对于怀疑有钩虫感染的患者应掌握如下指征：①有长期或反复田间劳作史；②反复黑便、中重度贫血，但一般情况良好，无其他伴随疾病；③胃肠镜检查和其他检查未发现异常。若指征成立，可考虑进行胶囊内镜检查。若诊断明确，可按钩虫病治疗，治疗后只进行临床症状和实验室指标的评估，一般不再复查胶囊内镜。

参考文献

1. 杨威, 陈婷, 王怀冲, 等. 钩虫病导致的顽固性重度缺铁性贫血 1 例伴文献复习. 浙江医学, 2015, 37（23）: 1956-1957.

2. 朱贤俊, 简胜昌, 罗倩. 钩虫病导致的顽固性重度缺铁性贫血 1 例分析. 临床医药文献杂志, 2019, 6（5）: 157.

3. 刘禄社, 岳保红. 对我院 125 例成年男性缺铁性贫血的诊断和病因分析. 世界最新医学信息文摘, 2015, 19（33）: 19.

4. 王璞, 李荣智, 黄志寅, 等. 胶囊内镜诊断小肠钩虫感染 55 例报告. 中国寄生虫学与寄生虫病杂志, 2013, 31（2）: 140-142.

5. 李舒丹, 张啸, 张筱凤. 胶囊内镜在老年患者疑诊小肠出血性疾病的应用探讨（附

18 例分析）. 中国内镜杂志，2011，17（1）：80-83.

6. 赵家林，黄厚章. 钩虫病致上消化道出血40例分析. 中华全科医学，2009，7（10）：1092，1133.

7. 杨绍基，任红. 传染病学. 7版. 北京：人民卫生出版社，2008：310-312.

8. 张成斌，赵宏. 钩虫病致消化道出血临床分析. 中华全科医学，2008，6（10）：1018-1019.

9. 褚丽云. 甲苯咪唑咀嚼片治疗肠道线虫感染的临床效果观察. 世界最新医学信息文摘，2015，15（17）：79-82.

10. 詹希美. 人体寄生虫学. 北京：人民卫生出版社，2005：198-320.

11. KOH K H, KIM S W, LEE S Y, et al. A case of parasite invasion of the intestinal tract：a missed diagnosis in irritable bowel syndrome. Clinical Endoscopy，2013，46（6）：671-674.

12. 甘涛，朱林林，杨丽. 胶囊内镜诊断小肠重度钩虫感染的临床价值. 中国实验诊断学，2015，19（8）：1357-1359.

病例提供　沈浩　章诺贝

执笔　王芬芬

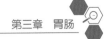

022　反复月经期便血

病历摘要

患者，女性，38岁，因"反复便血1年半"入院。

患者1年半前无明显诱因出现便血，大便为暗红色，每次量不多，可自行好转，但反复出现，无腹痛、腹胀、呕血、畏寒、发热、肛周疼痛等症状，多次于我院及外院门诊诊治，具体不详，无明显缓解，为进一步诊治遂至我科住院。患者起病以来精神、饮食、睡眠均正常，小便正常，体重无明显变化。

既往行子宫肌瘤切除术及右侧附件切除术，否认其他疾病史。

［入院查体］

体温36.6 ℃，脉搏86次/分，呼吸20次/分，血压104/62 mmHg。神志清楚，无贫血貌，心、肺未闻及明显异常，腹平软，无压痛及反跳痛，肝、脾肋下未触及，移动性浊音（−）。肛口可见外痔，直肠指诊未触及明显肿块，指套无染血。

［辅助检查］

2015年8月26日肠镜（图22-1）：退镜至距肛门8～12 cm处可见直肠1/2管腔黏膜增厚，表面充血糜烂，取检弹性较差。诊断：直肠糜烂（性质待定）。肠镜病理：腺体排列规则，间质水肿，血管扩张，散在慢性炎性细胞浸润，间质呈片灶状泡沫细胞沉积。诊断：黏膜慢性炎，间质呈片灶状泡沫细胞沉积，建议治疗后复查。

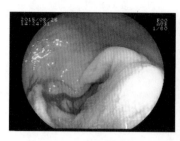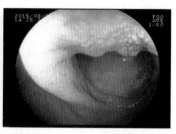

图 22-1　肠镜（2015-08-26）

2016 年 5 月 4 日肠镜（图 22-2）：距肛门约 10 cm 处见一约 0.3 cm×0.2 cm 大小的黏膜隆起，表面光滑，取检弹性可。诊断：直肠息肉。肠镜病理：（直肠）炎性息肉。

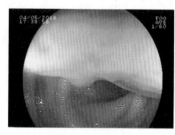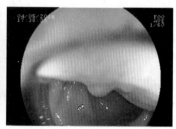

图 22-2　肠镜（2016-05-04）

10 月 24 日血常规、大生化、输血四项、乙肝六项、凝血四项 +D- 二聚体及肿瘤指标均大致正常。

10 月 26 日肠镜（图 22-3）：距肛门约 9 cm 处见 1 个直径约 1.0 cm 的黏膜隆起，表面不平，取检弹性一般。诊断：直肠病变（性质待定）。肠镜病理：黏膜及黏膜肌内见子宫内膜腺体及间质。诊断：（直肠距肛门约 9 cm）子宫内膜异位症。

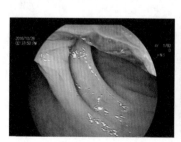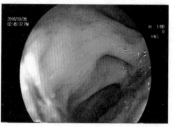

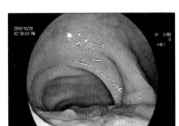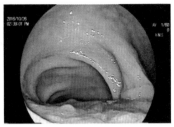

图 22-3　肠镜（2016-10-26）

[出院诊断]

直肠子宫内膜异位症。

[治疗过程]

追问病史，患者多于月经期间出现便血，呈周期性的特点，便血可自行缓解。结合患者临床表现、多次肠镜及病理结果，直肠子宫内膜异位症（rectal endometriosis，RE）诊断明确，转入妇产科行药物对症治疗后症状改善，建议手术，但患者拒绝并带药出院。

病例分析

子宫内膜异位症是妇科常见病，以 25～45 岁的女性多见，主要发生于盆腔腹膜和生殖器官，累及肠道较少见（占 12%～37%），最常见为乙状结肠和直肠受累（占 85%）。RE 是指具有生长活力的子宫内膜累及直肠壁，在直肠壁内非癌性生长，受卵巢激素周期性影响，产生肛门坠胀、里急后重、经期便血等临床症状的疾病，临床上易被漏诊或误诊为直肠肿瘤（如直肠癌、直肠类癌、平滑肌肿瘤等）。RE 未累及肠黏膜者，肠镜检查时可发现直肠前壁或侧壁隆起性肿块，但黏膜光滑，或仅有黏膜充血表现；侵及黏膜时，也只表现为黏膜糜烂和息肉状突起，病变多在 2 cm 以内。但育龄期妇女 RE 常累及浆膜层，很少侵犯黏膜层。由于缺乏特异性的症状及结肠镜检查与活检的不足，使该病与结肠癌的鉴别诊断变得困难。

RE 患者多以便血为突出表现就诊，结肠镜下可见结节状、分叶状息肉样隆起，而子宫内膜异位结节与肠黏膜间的异常微循环是导致周期性肠道出血的原因，表明异位子宫内膜已侵犯至黏膜层，因此结肠镜下活检阳性率较高，活检病理及术后病理均可见黏膜层内子宫内膜腺体，故排除了直肠癌的可能。

诊断 RE 详细询问病史同样重要。典型患者有月经失调、性交痛及不孕等妇科症状，既往有子宫腺肌病病史。该病的发病原因目前尚不完全清楚，有人认为可能与经血逆流、子宫内膜种植等有关。钡剂灌肠、结肠镜、盆腔 CT 和直肠腔内超声有助于诊断，但均有一定局限性，无法对肿块的性质加以确定。目前仅有约 10% 的病例术前得到正确诊断。有学者认为，直肠腔内超声引导下穿刺活检有助于明确诊断。

与其他部位的子宫内膜异位症治疗一样，RE 的治疗也需根据患者症状的轻重和病灶的大小，制订个体化的治疗方案。如果患者无明显疼痛不适，可不予处理；如果患者的症状明显影响其生存质量，应及时采取药物或手术治疗。药物治疗虽可缓解症状，但不能根治。促性腺激素释放激素类似物是目前最常用的治疗 RE 的药物，对肠道子宫内膜异位症也同样有效。RE 病灶越大，肠壁的纤维化和硬化越严重，对药物治疗越不敏感，严重时可出现肠腔狭窄、梗阻等并发症，故 RE 的治疗应以手术为主，并且手术可明确病理诊断。手术方式应根据直肠受累情况而定，可行局部切除或直肠前切除。手术方式可选取腹腔镜或开放，两者在手术安全性及根治性方面效果相当。

温志立教授点评

便血既是一个独立的症状，又可以是多种疾病中的一个症状，可表现为鲜血便、黑便，也可伴发其他症状，重者可危及生命。便血的病因以消化系统疾病为多见；幼儿、青少年便血以肠息肉、肠套叠、Meckel 憩室及炎症性疾病为常见病因。中老年患者则以肠道急慢性炎性病变、大肠癌、肠道血管性病变、肠息肉为多见病因；肛周病变致便血（如痔核、肛裂或瘘管）在成人亦不可忽视。对于消化科医师而言，碰到以便血为首发症状就诊的患者，首先会考虑消化系统疾病所致便血而展开一系列相关检查，几乎很少会考虑到是其他系统疾病的原因，如 RE。若患者有以下几点表现，可以提示为 RE：①育龄妇女；②位于直肠前壁；③肠黏膜光滑；④随着月经周期大便带血；⑤影像学检查在月经周期的不同时期发现肿块大小改变。探查性腹腔镜检查是子宫内膜异位症诊断和统一分类的"金标准"。

在临床工作中，RE 常常被漏诊、误诊，总结原因如下：①问诊时遗漏重要诊断信息；②首诊医师对本病缺乏认识；③临床表现无特异性；④被直肠症状误导诊断；⑤过分依赖医技检查结果；⑥病理检查阳性率低。探查性腹腔镜及病理检查是子宫内膜异位症诊断和统一分类的"金标准"，但 RE 病灶多位于直肠浆膜层、

笔记

肌层、黏膜下层，极少侵及肠壁黏膜层，内镜活组织病理检查取材多较表浅，或次数单一，可造成检出阳性率较低，并致临床医师做出错误诊断。

本病例患者，先后行两次肠镜检查，第 1 次肠镜诊断直肠糜烂（性质待定），病理提示黏膜慢性炎，间质呈片灶状泡沫细胞沉积；对症止血治疗后便血好转，这可能与 RE 本身周期性肠道出血的特点相关。第 2 次肠镜诊断直肠息肉，忽略了息肉下的黏膜病变，而病理也仅提示（直肠）炎性息肉。1 年后，随着疾病进展，直肠病变处黏膜粗糙不平，提示病变已侵犯黏膜层，且进行了深挖多点取检，在此次活检中找到了子宫内膜腺体，再结合患者为育龄期女性、有周期性便血、有子宫肌瘤手术史，排除其他肠道疾病所致便血，最终确诊为 RE。

RE 在我科较少见，诊断较为困难，该病例提醒我们应加强对本病的认识，细致采集病史，拓宽诊断思路，重视妇科检查和肛门指检，尤其要注意是否具有随月经周期变化的便血症状，并综合分析病情。对于疑似本病患者应及时行内镜下病理检查以帮助诊断，但需注意的是应多次、深部病理取材，以提高检出阳性率；如无法确诊，需告知患者密切随诊，尽可能减少临床误诊、误治。

参考文献

1. 黄美近，黄奕华，汪建平，等 . 直肠子宫内膜异位症 16 例临床分析 . 中华胃肠外科杂志，2003，6（1）：24-26.

2. 马利国，张琳，陈美一，等 . 4 种检查方法在 123 例深部浸润型子宫内膜异位症中的诊断价值探讨 . 实用妇产科杂志，2016，32（5）：349-353.

3. 曹莉莉，李宇迪，徐惠成 . 直肠阴道隔子宫内膜异位症 11 例临床分析 . 实用妇产科杂志，2013，29（3）：214-217.

4. 张好刚，王夫景，胡天明，等 . 直肠子宫内膜异位症 21 例的诊断及外科治疗 . 中华胃肠外科杂志，2012，15（7）：744.

5. 中华医学会妇产科学分会子宫内膜异位症协作组 . 子宫内膜异位症的诊断与治疗规范 . 中华妇产科杂志，2007，42（9）：645-648.

6. 姜亭立，王江莉 . 直肠子宫内膜异位症误诊为直肠癌 . 临床误诊误治，2020，33（8）：18-22.

病例提供　聂新华　肖志华

执笔　王芬芬

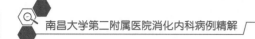

023　肺结核合并肠结核

病历摘要

患者，男性，41岁，因"脐周疼痛、解黏液便2月余"入院。

患者2个月前无明显诱因出现脐周阵发性疼痛，持续数分钟到数小时不等，与进食无关；伴腹胀、恶心、呕吐，呕吐物为胃内容物；伴解黏液便、无脓血，3～5次/天；伴里急后重，便后腹痛稍缓解；否认畏寒、发热、盗汗、咳嗽、咳痰、口腔溃疡、四肢关节肿痛等症状。2019年11月5日至我院门诊就诊，行胃镜及结肠镜检查，内镜下表现及病理检查提示符合溃疡改变；诊断为结肠溃疡、慢性胃炎，予美沙拉嗪、奥美拉唑治疗1月余，腹痛无明显缓解，大便次数较前减少。为进一步诊治就诊于我科，以"结肠溃疡"收住入院。患者起病以来精神、睡眠、饮食欠佳，大便如上所述，小便无明显异常。体重较前减轻约5 kg。

既往无特殊病史。

［入院查体］

体温37.9 ℃，脉搏94次/分，呼吸20次/分，血压109/79 mmHg，心率94次/分。体形消瘦，营养不良，神志清楚，皮肤黏膜无黄染，心律齐，心脏瓣膜听诊区未闻及杂音，双肺呼吸音清，腹平坦，未见胃肠型及蠕动波，未见腹壁静脉曲张，无明显压痛及反跳痛，未触及肿块，肝、脾肋下未触及，Murphy征（－），肝区、肾区无叩痛，肠鸣音正常，移动性浊音（－），双下肢无水肿。

[辅助检查]

11月6日电子结肠镜：进镜至距肛门口50 cm处肠腔狭窄，黏膜广泛充血、糜烂，致内镜无法通过，所见结肠黏膜散在分布充血、糜烂、溃疡灶，病灶间黏膜正常。诊断：结肠炎症性改变，肠梗阻（图23-1）。

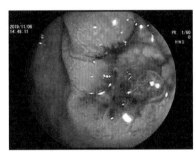
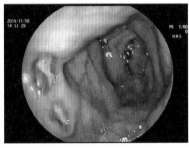

图23-1 电子结肠镜（2019-11-06）

11月8日病理镜下见距肛门50 cm处，黏膜腺体排列规则，间质水肿，慢性炎细胞浸润；部分区间有炎性渗出、坏死及肉芽组织。距肛门25 cm处，腺体排列规则，间质水肿，血管扩张，慢性炎细胞浸润。病理诊断：（距肛门50 cm）符合溃疡性改变；（距肛门25 cm）黏膜慢性炎。

12月24日血常规+C反应蛋白：全血C反应蛋白149.96 mg/L，白细胞6.75×10^9/L，红细胞4.41×10^{12}/L，血红蛋白127 g/L，血小板433×10^9/L；2019年12月24日白蛋白38.43 g/L，谷草转氨酶51.2 U/L，谷丙转氨酶57.88 U/L。

12月25日乙肝六项：乙肝病毒核心抗体0.213（+）；肾功能、电解质、凝血功能、肿瘤三项+前列腺特异性抗原（prostate specific antigen，PSA）、输血四项、降钙素原检测、甲状腺激素（T_3+T_4+促甲状腺激素）、尿液分析、粪便常规+潜血无明显异常。

[治疗过程]

1.初步诊疗：患者为中年男性，因"脐周疼痛、解黏液便2月余"入院，肠镜检查示肠道溃疡性改变，伴有肠道梗阻，病理检查未找到癌细胞，故首先考虑良性疾病。引起肠道溃疡相关的良性疾病包括感染性疾病和非感染性疾病。感染疾病需考虑细菌感染、真菌感染、结核感染、阿米巴肠炎、血吸虫等。患者病程中无腹泻、无血便、无疫水接触史，粪便常规无虫卵，故阿米巴肠炎、肠道血吸虫病可能性小；而细菌感染多伴有腹泻，且为自限性、病程短。患者既往无免疫缺陷，真菌感染可能性小。非感染性疾病需考虑炎症性肠病（溃疡性结肠炎、克罗恩病）、贝赫切特综合征、药物因素等。患者既往无特殊用药史，排外药物所致肠道病变可能。溃疡性结肠炎多伴有黏液脓血便，肠道病变为连续性病变，溃疡累及黏膜浅层，少见肠腔狭窄，该患者肠道病变间黏膜正常，伴有肠壁增厚狭窄，溃疡性结肠炎可能性不大。患者无口腔、生殖器溃疡，无眼部病变，无贝赫切特综合征典型的肠道溃疡，贝赫切特综合征的可能性较小。综上所述，应围绕肠结核或克罗恩病展开鉴别诊断，进一步完善胸部CT、腹部CT、CTE、盆腔MRI、结核抗体、T-SPOT、PPD、风湿免疫相关检查等。

2.后续检查：2019年12月27日结核抗体阳性、T-SPOT检测结果阳性、PPD强阳性；红细胞沉降率67 mm/h；ANA谱、ANCA谱、ANA谱3、风湿四项＋免疫功能六项、病毒五项、痰结核分枝杆菌涂片检查均未见异常。胸部CT平扫、全腹CT平扫：两肺多发斑片状影，考虑感染性病变，结核可能；盲肠及升结肠局部肠壁增厚，伴腹膜后、系膜区多发增大或肿大淋巴结；

脂肪肝、肝囊肿；肝门区多发钙化灶；盆腔少量积液（图 23-2，图 23-3）。

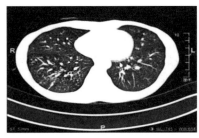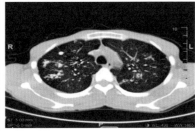

图 23-2 胸部 CT 平扫（2019-12-27）

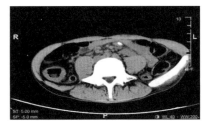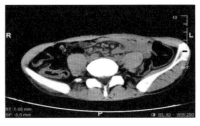

图 23-3 全腹部 CT 平扫（2019-12-27）

12 月 28 日小肠 CT 三维成像：回肠远端、盲肠、阑尾、升结肠及降结肠肠壁广泛增厚、强化，伴腹膜后、系膜区多发肿大淋巴结，考虑感染性病变，结核可能；肝囊肿（图 23-4）。

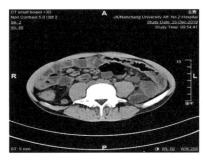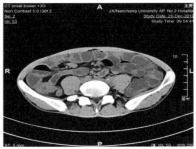

图 23-4 小肠 CT 三维成像（2019-12-28）

12 月 30 日盆腔 MRI：回盲部、升结肠局部及阑尾肠壁增厚，未见肛瘘等肛周病变（图 23-5）。

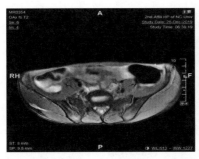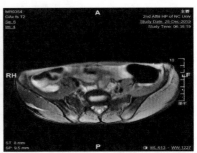

图 23-5　盆腔 MRI（2019-12-30）

3. 后续治疗：患者近期体重下降，入院测体温见午后及夜间间断有低热，结核抗体、T-SPOT、PPD 均为阳性，胸部 CT 见斑片状影，考虑结核可能性大，腹部 CT 和 CTE 提示回肠远段、盲肠、结肠肠壁增厚，腹膜后系膜区淋巴结肿大，盆腔 MRI 未见肛瘘及肛周脓肿表现。综合分析，最终临床诊断为"肠结核、肺结核"，给予异烟肼、利福平、乙胺丁醇联合吡嗪酰胺四联抗结核治疗 3 天，复查肝肾功能及血常规等指标，无明显异常，予带药出院。

［出院诊断］

①肠结核；②肺结核；③脂肪肝；④肝囊肿。

［随诊］

经异烟肼、利福平、乙胺丁醇联合吡嗪酰胺四联抗结核治疗 3 个月后，患者腹痛明显好转，大便次数及形态正常，外院复查电子结肠镜提示结肠溃疡部分愈合。

病例分析

肠道是结核最常累及的消化系统部位；绝大多数继发于肠外结核病，特别是空洞型肺结核。据统计，25% ～ 50% 的肺结核患者可并发肠结核。肠结核的来源主要是食入性的，由咽下含结核分枝杆菌的痰液引起，偶尔可以来自被结核分枝杆菌污染的食物，亦可由血源性或腹腔、盆腔其他脏器的结核直接蔓延而成。

肠结核的临床表现在早期多不明显，多数起病缓慢，病程较长，如与肠外结核并存，可因其临床表现被遮盖而被忽略。

［主要临床表现］

1. 腹痛：是本病常见症状之一，疼痛多位于右下腹，反映出肠结核好发于回盲部的病理特征；也可在中上腹或脐周，系回盲部病变引起的牵涉痛，经仔细检查可发现右下腹压痛点。疼痛性质一般为隐痛或钝痛，有时在进餐时诱发，由于回盲部病变使胃回肠反射或胃结肠反射亢进，进食促使病变肠道痉挛或蠕动加强，从而出现疼痛与排便，便后可有不同程度的缓解。在增生型肠结核或并发肠梗阻时，有腹绞痛，常位于右下腹，伴有腹胀、肠鸣音亢进、肠型与蠕动波。

2. 大便习惯异常：病变肠段的炎症和溃疡可使肠蠕动加速，肠排空过快，由此造成继发性吸收不良，因此腹泻是溃疡型肠结核的主要临床表现之一，腹泻常具有小肠性特征，大便呈糊样或水样，不含黏液或脓血，不伴有里急后重。一般每天排便 2～4 次，若病变严重，涉及范围较广，则腹泻次数增多，有达每天 10 余次者。溃疡涉及乙状结肠或横结肠时，大便可含黏液、脓液，但便血者少见，可兼有便秘，大便呈羊粪状，腹泻与便秘交替。增生型肠结核多以便秘为主要表现。

3. 腹部肿块：主要见于增生型肠结核，系极度增生的结核性肉芽肿使肠壁呈瘤样肿块。在少数溃疡型肠结核合并有局限性结核性腹膜炎患者中，因其病变肠段和周围组织粘连，或包括有肠系膜淋巴结结核，也可出现腹部肿块。腹部肿块常位于右下腹，一般比较固定，中等质地，伴有轻重不等的压痛。

4.全身症状和肠外结核的表现：常有结核毒血症，以溃疡型肠结核为多见，表现轻重不一，多数为午后低热或不规则热、弛张热或稽留热，伴有盗汗。患者倦怠、消瘦、苍白，随病程发展而出现维生素缺乏、脂肪肝、营养不良性水肿等表现。此外，也可同时有肠外结核，特别是肠系膜淋巴结结核、结核性腹膜炎、肺结核的相关表现。

5.腹部体征：无肠穿孔、肠梗阻或伴有腹膜结核或增生型肠结核的病例，除在右下腹部及脐周有压痛外，通常无其他特殊体征。

［鉴别诊断］

1.克罗恩病：主要发生在青少年，主要临床表现为腹痛、腹泻、体重下降，常有肛周脓肿、肛瘘，以及关节、皮肤、眼、口腔的溃疡等肠外表现，内镜下的典型特征为病变呈节段性、非对称性分布，可见阿弗他溃疡或纵行溃疡，鹅卵石样改变，肠腔狭窄或肠壁僵硬，炎性息肉，病变之间黏膜正常。克罗恩病和肠结核在临床及内镜下的表现相似，两者的鉴别是个难题。肺结核及肺外结核病史有利于肠结核的诊断，肠瘘、腹腔脓肿、肛门直肠周围病变、活动性便血、肠穿孔等并发症或病变切除后仍复发应考虑克罗恩病诊断。克罗恩病的病变常常呈节段性分布，而肠结核节段性分布则较少见。结肠镜检查可见肠结核的溃疡常呈环形，可在肠壁或肠系膜淋巴结找到干酪样坏死或结核菌，而克罗恩病为非干酪样肉芽肿，溃疡呈裂隙样改变。

2.结肠癌：多见于 40 岁以上人群，无肠外结核证据，病程呈进行性发展，一般无发热、盗汗等结核中毒症状，但消瘦、贫血、乏力等全身症状明显。结肠镜和病理是明确诊断的关键。

3.肠道淋巴瘤：回盲部是恶性淋巴瘤的好发部位，患者可出现发热、消瘦、腹痛、腹泻、贫血等表现。超声内镜在诊断原发性淋巴瘤方面更具有优势，超声内镜下原发性淋巴瘤可表现为肠壁增厚、肠壁层次结构消失和弥漫性低回声，多次黏膜活检可提高原发性淋巴瘤的病理诊断率，若两者在临床无法鉴别可考虑行手术探查。

4.阿米巴肠炎及血吸虫性肉芽肿：病变涉及回盲部，但既往有相应的感染史，脓血便常见，粪便常规或孵化检查可发现相关病原体，结肠镜检查多有助于鉴别诊断，相应特效治疗有效。

［辅助检查］

1.血常规：溃疡型肠结核可有中度贫血。无并发症者白细胞计数正常，但淋巴细胞增多。90% 的患者红细胞沉降率明显增快。

2.粪便：溃疡型肠结核粪便外观呈糊状，无黏液、脓血，镜检可见少量脓细胞和红细胞；同时痰菌阳性具有诊断意义。合并肺结核者痰菌可呈阳性，对诊断有参考意义。

3.PPD：可为阳性或强阳性，强阳性对增生型肠结核诊断意义较大。

4.聚合酶链式反应：又称 DNA 体外扩增技术，该技术在基因水平上为结核的病原学快速、敏感、特异诊断开辟了新的途径。

5.其他：X 线检查、乙状结肠镜和纤维结肠镜检查及腹腔镜检查。用纤维结肠镜检查可查看升结肠、盲肠和回肠末段的病变，并可做活组织检查及照相等，对本病诊断有重要价值。病变部可见肠壁僵硬及黏膜充血、水肿，触碰易出血，结节状或息肉样隆起，有时可见边缘不规则的潜行环状溃疡，黏膜活检可有结核结节及干酪样坏死，查到抗酸杆菌是确诊最有力的依据。对于腹腔无广泛粘连，而诊断又十分困难的病例，可以考虑做腹腔镜检查，病变肠段浆膜面可能有灰白色小结节，活检有典型的结核改变。

［并发症］

肠梗阻、肠穿孔、腹膜炎、肠粘连、肠套叠和收缩性憩室等。

［药物治疗］

治疗目的是消除症状、改善全身情况、促使病灶愈合及防止并发症发生，肠结核早期病变是可逆的，因此应强调早期治疗；如果病程已至后期，即使给予合理足时的抗结核药物治疗，也难免发生并发症。

1. 休息与营养：机体抵抗力的降低是结核发生、发展的重要因素，因此合理的休息与营养供给应作为治疗的基础，以增强机体的抵抗力。对活动性肠结核须强调卧床休息，积极改善营养，必要时宜给予静脉内高营养治疗。

2. 抗结核化学药物：抗结核药物多达十几种。一般认为，抗结核药物可分为杀菌药和抑菌药两大类。1992年国际防痨和肺部疾病联合会／世界卫生组织研究小组将异烟肼、利福平、吡嗪酰胺、链霉素、氨硫脲和乙胺丁醇列为抗结核的主要药物。临床运用应坚持早期、联用、适量、规律和全程使用敏感药物的原则，化疗方案视病情轻重而定，目前为使患者早日康复、防止耐药性的产生，多采用短程化疗，疗程为 6 ～ 9 个月。一般使用异烟肼与利福平两种杀菌药联合。在治疗开始 1～2 周即有症状改善，如食欲增加、体温与粪便性状趋于正常。对严重肠结核或伴有严重肠外结核者宜与链霉素或吡嗪酰胺或乙胺丁醇联合使用，疗程同前。

📋 温志立教授点评

追问病史发现患者既往有肺结核病史，未正规、足疗程服用抗结核药物，近期有体重减轻、午后及夜间低热等结核中毒症状。在我科住院期间行胸部 CT 平扫、全腹 CT 平扫检查，结果显示两肺多发斑片状影，考虑感染性病变，结核可能；盲肠及升结肠局部肠壁增厚，伴腹膜后、系膜区多发增大或肿大淋巴结。小肠 CT 三维成像显示回肠远段、盲肠、阑尾、升结肠及降结肠肠壁广泛增厚、强化，伴腹膜后、系膜区多发肿大淋巴结，考虑感染性病变，结核可能。检验结果显示结核抗体阳性、T-SPOT 阳性、PPD 强阳性；结合患者症状、体征、既往史及我院的检查检验结果，诊断肠结核、肺结核基本明确；给予异烟肼、利福平、乙胺丁醇联合吡嗪酰胺四联抗结核治疗后好转。

肠结核是消化内科常见病之一，诊断有时较为困难，而此例患者在门诊就诊时，行肠镜及病理检查，均未见典型的肠结核表现，故暂时按结肠溃疡治疗 1 月余，疗效不佳后至我科住院，住院后诊断修正为肠结核的关键在于该患者的肺结核病史、胸部及腹部 CT 影像学表现，以及 T-SPOT、PPD 等检查结果；所以临床工作中我们应仔细询问患者既往病史，治疗效果不佳时需复查相关检查，或进一步完善其他检查，必要时做出修正诊断。

参考文献

1. 刘景亮，金锋，张强. 肠结核的诊断与治疗体会. 中华实用诊断与治疗杂志，2009，23（2）：205-206.

2. 文采. 肠结核临床诊治分析. 中外医学研究，2011，9（1）：27-28.

3. 程洁，张晓微，周瑛，等. 94 例肠结核诊断和治疗的临床分析. 临床肺科杂志，2012，17（3）：463-464.

4. 金英虎，王锡山. 肠结核的诊断与治疗. 中华结直肠疾病电子杂志，2015，4（2）：117-118.

5. WHO. Global tuberculosis control report. Geneva：World Health Organization，2014.

病例提供　陶俐　肖志华

执笔　王芬芬

024　内镜黏膜下剥离术切除盲肠淋巴管瘤

病历摘要

患者，男性，55岁，因"便后滴血半年"入院。

患者半年前在外院行痔疮手术后出现便后滴鲜血，大便颜色、性状正常，无腹胀、腹痛等不适，期间未予重视及治疗。2019年3月13日在外院行电子肠镜提示回盲瓣黏膜隆起、横结肠息肉。为求进一步手术治疗来我院门诊就诊，门诊以"回盲瓣肿块，结肠息肉"收入住院。患者自起病以来精神、睡眠及饮食可，小便正常，体重未见明显变化。

无特殊病史，无嗜烟、嗜酒等不良嗜好，半年前行痔疮手术，否认家族及遗传病史。

[入院查体]

神志清楚，生命体征平稳，腹部平坦，未见胃肠型及蠕动波，未见腹壁静脉曲张，腹软，无压痛、反跳痛，未触及明显肿块，Murphy征（-），肝、脾肋下未触及。肝区、肾区无叩痛，腹部叩诊呈鼓音，移动性浊音（-）。肠鸣音4次/分，双下肢无水肿。

[辅助检查]

2019年3月13日外院电子肠镜：回盲瓣黏膜隆起、横结肠息肉。

3月15日心电图检查十二通道（床边）：窦性心律，大致正常心电图。血常规、肝功能、血糖、肾功能、电解质、凝血功能、肿瘤四项大致正常。乙肝+输血四项：乙肝表面抗原阴性，乙肝

笔记

表面抗体阳性，其余均阴性；戊型肝炎病毒抗体 IgG 阳性 +IgM 阴性、丙肝阴性、梅毒 +HIV 阴性。胸部正侧位片示胸部大致正常。

3 月 16 日全腹 CT 平扫（图 24-1）：结肠息肉内镜术后改变，回盲部肠壁增厚不明确，需结合增强扫描及内镜检查；脂肪肝，前列腺钙化灶。

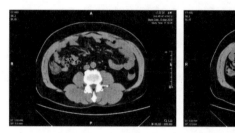

图 24-1　全腹部 CT

3 月 18 日超声肠镜（图 24-2）：于盲肠近回盲瓣可见一球形隆起肿块，表面糜烂。超声下见病灶起源于管壁黏膜下层，呈混杂回声光团，内可见低回声灶，切面约 20 mm × 14 mm 大小。诊断为盲肠 SMT。

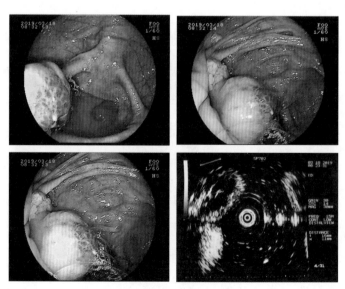

图 24-2　超声肠镜

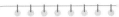

[治疗过程]

入院后完善相关检查，排除手术禁忌证后，于 3 月 21 日行内镜下回盲瓣肿块黏膜下剥离术，术中、术后患者一般情况良好，术后禁食，予补液、营养支持、维持水电平衡等对症支持治疗，3 天后病理结果提示淋巴管瘤；患者好转出院。

[出院诊断]

盲肠淋巴管瘤。

 病例分析

淋巴管瘤是由淋巴管增生和扩张而形成的一种脉管性良性病变。结直肠淋巴管瘤极为罕见，Chisholm 等报道了全球首例直肠淋巴管瘤，迄今国外总计 300 余例结直肠淋巴管瘤。杨金福等报道了国内第 1 例结肠淋巴管瘤，目前国内文献不足百例。

[流行病学]

淋巴管瘤可发生于除中枢神经系统以外全身含淋巴组织的任何部位，可发生于任何年龄。75% 的淋巴管瘤发生于颈部，20% 发生在腋窝区域，腹部淋巴管瘤约占 5%，腹部淋巴管瘤中又以肠系膜、大网膜、后腹膜多见；仅不到 1% 发生于消化道。国内外迄今无结直肠淋巴管瘤发病率的确切统计。

[病理]

淋巴管瘤根据组织结构，可分为：①毛细淋巴管瘤，光镜下由许多密集的毛细淋巴管构成，如同毛细血管瘤，但管腔常不甚规则，腔内含有均匀红染的淋巴液及少数淋巴细胞，而无红细胞。

②海绵状淋巴管瘤，光镜下由扩大的薄壁淋巴管组成，大小、形态不等，有的壁内可见平滑肌及淋巴组织，腔内含淋巴液。③囊性淋巴管瘤，又名囊性水瘤，是管腔特别大的淋巴管瘤，多发生于新生儿颈部及腋窝。光镜下为淋巴管结构，内衬单层内皮细胞，管壁多较薄。其囊腔大，可单房或多房，互相交通，腔内有大量透明微黄色淋巴液。该亚型最为多见，结直肠淋巴管瘤亦不例外。

［临床表现］

结直肠淋巴管瘤缺乏特异性临床表现，其临床表现与瘤体大小及部位相关。本病生长缓慢，瘤体较小时无任何症状；当瘤体较大时可使受累肠腔扩张，并出现腹胀、腹痛、不全性肠梗阻等症状。当囊腔内发生感染，淋巴管瘤表面肠黏膜发生溃疡时可出现急性腹痛、血便等症状。本病亦可导致肠套叠。另外，直肠淋巴管瘤可伴有肛门下坠、里急后重感。淋巴管瘤虽为良性病变，且不会恶变，但结直肠淋巴管瘤可合并结肠直肠恶性肿瘤。

［诊断］

影像学检查有助于本病定位及术前诊断。囊性淋巴管瘤超声图像表现为椭圆形、扁平形或不规则形低回声或无回声，内有薄的间隔，呈互不交通多囊腔。彩色多普勒血流成像法（color Doppler flow imaging，CDFI）显示肿块内无血流信号。因感染或出血突然增大时，可呈高回声，或在无回声区内有飘动的细密点状回声。海绵状淋巴管瘤超声图像为大小不等多发性葡萄状囊腔，CDFI 和能量多普勒成像显示无血流信号。血管淋巴管瘤可见静脉血管结构及其血流信号。CT 及 MRI 检查可准确显示淋巴管瘤的部位、形态、大小及其与邻近组织结构之间的关系，明确瘤体内容物的性质。近年随着胃肠道内镜检查技术的发展及普遍应用，本病的诊断率逐渐上升。结肠镜结合超声内镜（endoscopic ultrasonography，EUS）检查可极大提高本病术前诊断率。结肠镜可非常直观地发现病变为肠道黏膜下肿块。对于囊性淋巴管瘤，用活检钳触之有波动感。

[治疗]

本病虽为良性病变，但随着病程延长，瘤体逐渐增大，各种急腹症的发生率亦增加。故对影像学检查提示结直肠淋巴管瘤的患者，建议进一步行肠镜和 EUS 检查，当 EUS 检查提示本病时建议患者及早手术切除。近年来，内镜黏膜下剥离术（endoscopic submucosal dissection，ESD）已成为治疗消化道囊肿的安全有效手段。对于直径≤ 2 cm 的结直肠淋巴管瘤可行 ESD。该手术不仅可提供准确的病理学评估，还可达到切除目的，且保留了消化道的完整性，不影响患者的术后生活质量。对于直径 > 2 cm 的结直肠淋巴管瘤可在腹腔镜下行病变肠段切除术。对于拒绝手术或需要长时间内镜操作的患者，可采用内镜下穿刺抽液后注入各类硬化剂，但该治疗方法不彻底，有复发可能。

📋 温志立教授点评

此病例患者因便血就诊，无明显腹胀、腹痛症状，行电子结肠镜及超声肠镜发现盲肠有黏膜下肿块，约 20 mm × 14 mm 大小。CT 无法确诊盲肠肿块的性质，考虑肿块≤ 2 cm，故行盲肠黏膜下肿块剥离术，术后病理证实为淋巴管瘤。淋巴管瘤以婴幼儿多见，

笔记

好发于颈部、腋窝，腹部少见，发生在腹部多位于后腹膜、肠系膜、胃肠道等处，患者多以腹痛起病。本例患者无腹痛、腹部肿块，且病灶向黏膜下生长，内镜活检诊断困难，临床易误诊，最终需行手术切除后，大体标本送检方能确诊。相比传统的外科手术和腹腔镜手术，内镜黏膜下剥离术具有创伤小、恢复快、并发症少且费用低的优势；故经管医师为患者实施了 ESD 手术，手术顺利，无并发症。

消化道黏膜下肿瘤常见类型以胃肠道间质瘤、平滑肌瘤等为主，大部分消化道黏膜下肿瘤呈良性发展，只有极少部分肿瘤存在恶化趋势，因此，及时诊断和治疗对于患者的预后生存具有重要意义。随着内镜技术的不断发展，ESD 在治疗早期恶性消化道肿瘤及消化道黏膜下良性肿瘤中广泛运用，逐渐取代传统的开腹手术，成为消化道手术中的重要技术手段。ESD 通过在瘤体周围注射药剂将病灶直接突出暴露，来实施对瘤体的剥离和切除，该术式具有操作简便、直接有效的特点；能一次性完整剥离病变黏膜，切除范围较内镜下黏膜切除术更广泛，且复发率更低。因此，对于诊断不明的消化道黏膜下肿瘤可首选 ESD，因其在切除病灶的同时还可以进行病理确诊。

参考文献

1. LICCI S，PUMA F，SBARAGLIA M，et al. Primary intrathymic lymphangioma. Am J Clin Pathol，2014，142（5）：683-688.

2. HOTTA K，IMAI K，SHIMODA T. Lymphangioma of the colon：a curious endoscopic finding. Clin Gastroenterol Hepatol，2014，12（10）：A24.

3. 陈宏，李梅，杨茹怡. 结肠直肠淋巴管瘤（附 2 例报告）. 外科理论与实践，2015，20（2）：156-161.

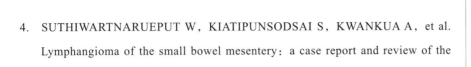

4. SUTHIWARTNARUEPUT W, KIATIPUNSODSAI S, KWANKUA A, et al. Lymphangioma of the small bowel mesentery: a case report and review of the literature. World J Gastroenterol, 2012, 18（43）: 6328-6332.

5. 朱兰平，王泽葵，马双，等 . 超声内镜在胃黏膜下肿瘤诊断中的局限性 . 中国内镜杂志，2018，24（1）: 29-33.

6. 秦文政，周平红，李全林，等 . 内镜黏膜下剥离术治疗消化道囊肿的应用评价 . 中华胃肠外科杂志，2014，17（1）: 71-73.

7. 蓝燕芬，方超英，郑晓玲，等 . 消化道早期癌内镜黏膜下剥离术后出血的危险因素分析 . 中华消化内镜杂志，2019，36（12）: 906-910.

病例提供　聂新华　肖志华

执笔　王芬芬